Mohammad Aamir
Zeba Ambreen

Enxertos ósseos na regeneração periodontal

Mohammad Aamir
Zeba Ambreen

Enxertos ósseos na regeneração periodontal

Uma visão geral

ScienciaScripts

Imprint
Any brand names and product names mentioned in this book are subject to trademark, brand or patent protection and are trademarks or registered trademarks of their respective holders. The use of brand names, product names, common names, trade names, product descriptions etc. even without a particular marking in this work is in no way to be construed to mean that such names may be regarded as unrestricted in respect of trademark and brand protection legislation and could thus be used by anyone.

Cover image: www.ingimage.com

This book is a translation from the original published under ISBN 978-3-330-03337-5.

Publisher:
Sciencia Scripts
is a trademark of
Dodo Books Indian Ocean Ltd. and OmniScriptum S.R.L publishing group

120 High Road, East Finchley, London, N2 9ED, United Kingdom
Str. Armeneasca 28/1, office 1, Chisinau MD-2012, Republic of Moldova, Europe
Managing Directors: Ieva Konstantinova, Victoria Ursu
info@omniscriptum.com

Printed at: see last page
ISBN: 978-620-8-63460-5

ENXERTOS ÓSSEOS NA REGENERAÇÃO PERIODONTAL - UMA VISÃO GERAL

DR.MOHAMMAD AAMIR

DR.ZEBA AMBREEN

Índice

INTRODUÇÃO

O objetivo final da terapia periodontal é a criação de um ambiente que conduza à manutenção da saúde, conforto e função da dentição do paciente. Os enxertos de substituição óssea são amplamente utilizados para promover a formação óssea e a regeneração periodontal. As abordagens cirúrgicas convencionais, como o desbridamento com retalho aberto, proporcionam um acesso crítico para avaliar e desintoxicar as superfícies radiculares, bem como para estabelecer uma melhor forma e arquitetura periodontais; no entanto, estas técnicas cirúrgicas oferecem apenas um potencial limitado na restauração ou reconstituição dos tecidos periodontais componentes[1]

Os materiais de enxerto ósseo funcionam, em parte, como suportes e matrizes estruturais para a fixação e proliferação de osteoblastos dependentes de ancoragem. Têm sido utilizados vários sistemas de classificação para organizar os enxertos de substituição óssea, que normalmente incluem a origem (por exemplo, aloenxerto), a composição química (por exemplo, fosfato de cálcio) e as propriedades físicas (por exemplo, cerâmica). Contudo, os avanços nas ciências dos materiais têm vindo a esbater cada vez mais as fronteiras entre os tipos de enxertos de substituição óssea (2).

Os enxertos de substituição óssea (enxertos ósseos e substitutos de enxertos ósseos) fornecem um quadro estrutural para o desenvolvimento, maturação e remodelação do coágulo que suporta a formação óssea em defeitos ósseos. Os materiais de enxerto ósseo também apresentam uma capacidade variável para promover a formação coordenada de osso, cemento e ligamento periodontal (PDL) quando colocados e retidos em defeitos periodontais. Os materiais de enxerto ósseo devem possuir os atributos de biocompatibilidade (ausência de uma resposta imunogénica) e osteocondutividade (proporcionar uma estrutura e topografia de superfície que permitam a fixação, proliferação e migração celular). Os enxertos de substituição óssea podem também possuir outras propriedades que apoiam a osteogénese[3].

Os defeitos no rebordo alveolar desenvolvem-se como consequência de cirurgia, trauma, infeção ou malformações congénitas. A falta de estimulação intra-óssea pelas fibras do ligamento periodontal (LPD) após a perda dentária resulta numa rápida reabsorção do osso alveolar, tal como acontece na pneumatização do seio maxilar após a perda dentária. No entanto, devido ao aumento da frequência de defeitos ósseos localizados ou generalizados do rebordo alveolar, como resultado de atrofia, traumatismo dentário, extracções ou doença periodontal, a cirurgia reconstrutiva é obrigatória para regenerar esses defeitos, de modo a obter uma reabilitação bem sucedida. Os objectivos da substituição óssea são a manutenção do contorno, a eliminação do espaço morto e a redução da infeção pós-operatória, melhorando assim a cicatrização do osso e dos tecidos moles. Os enxertos ósseos são uma opção terapêutica para corrigir as relações intermaxilares anormais e para obter um volume e morfologia ósseos adequados. São utilizados como um suporte para permitir a formação de osso e promover a cicatrização de feridas e actuam como um reservatório mineral que ajuda na formação de osso novo. O enxerto ósseo é um procedimento cirúrgico que implica a substituição do osso em falta por material proveniente do próprio corpo do doente, de um substituto artificial ou natural. A lógica por detrás do enxerto é que o enxerto ósseo é possível porque o tecido ósseo tem a capacidade de se regenerar completamente no espaço que tem de desenvolver. À medida que o osso natural cresce, geralmente substitui completamente o material de enxerto, resultando numa região completamente integrada de novo osso. Está indicado em casos de prótese dentária em que a necessidade de uma quantidade mínima de osso é um pré-requisito, como a colocação de implantes e o fabrico de próteses([4]).

A doença periodontal é uma das afecções mais prevalentes em todo o mundo. A consequência mais grave é a perda da estrutura de suporte periodontal, que inclui o cemento, o ligamento periodontal e o osso alveolar. Os tratamentos periodontais convencionais, como o alisamento radicular, a curetagem gengival e a destartarização, são altamente eficazes para reparar os defeitos relacionados com a doença e travar a progressão da periodontite. Estes são passos importantes; no entanto, as terapias convencionais fazem relativamente pouco para estimular a regeneração da estrutura de suporte periodontal perdida. De facto, os estudos indicam que, normalmente, resultam no desenvolvimento de um longo epitélio juncional entre a superfície da raiz e o tecido conjuntivo gengival, em vez do crescimento de tecido que restaura a arquitetura e a função. Assim, ainda é necessário desenvolver técnicas mais eficazes que promovam de forma previsível a capacidade natural do organismo para regenerar os tecidos periodontais perdidos, particularmente o osso alveolar. O enxerto ósseo é a forma mais comum de terapia regenerativa atualmente e é normalmente essencial para restaurar todos os tipos de tecido de suporte periodontal. Até à data, a evidência histológica em humanos indica que o enxerto ósseo é o único tratamento que conduz à regeneração do osso, do cemento e de um novo ligamento periodontal funcionalmente orientado, coronal à base de um defeito ósseo anterior([5]).

O presente trabalho é um esforço para resumir todos os vários materiais de enxerto ósseo disponíveis para a regeneração periodontal.

MATERIAL DE ENXERTO ÓSSEO IDEAL

O enxerto de substituição óssea ideal deve ser capaz de desencadear

1. Osteogénese.

2. Cementogénese.

3. Formação de um ligamento periodontal funcional.

4. Não tóxico.

5. Não antigénico.

6. Resistente à infeção.

7. Sem reabsorção radicular ou anquilose.

8. Forte e resistente.

9. Facilmente adaptável.

10. Prontamente e suficientemente disponível.

11. Procedimento cirúrgico mínimo.

12. Estimula novas ligações.

TIPOS DE ENXERTOS ÓSSEOS

Uma classificação simples do enxerto ósseo é a seguinte:

Enxertos ósseos autógenos:

- Osso de locais intra-orais
- Coágulo ósseo
- Mistura de ossos
- Transplantes de medula óssea cancerosa
- Entalhe de ossos
- Osso de locais extra-orais

Aloenxertos ósseos:

- Aloenxerto ósseo liofilizado
- Enxerto ósseo desmineralizado liofilizado

Xenoenxertos:

- Osso do vitelo
- Osso de Kiel
- Osso anorgânico
- Bio-Oss

Enxertos aloplásticos:

- Polímero HTR
- Fosfato tricálcico
- Hidroxiapatite
- Vidros bioactivos

MECANISMO BIOLÓGICO

Osteocondução

A osteocondução ocorre quando o material de enxerto ósseo serve como um suporte para o crescimento de novo osso que é perpetuado pelo osso nativo. Os osteoblastos da margem do defeito que está a ser enxertado utilizam o material de enxerto ósseo como uma estrutura sobre a qual se espalham e geram novo osso. No mínimo, um material de enxerto ósseo deve ser osteocondutor.

Osteoindução

A osteoindução envolve a estimulação de células osteoprogenitoras para se diferenciarem em osteoblastos que, por sua vez, iniciam a formação de novo osso. O tipo mais amplamente estudado de mediadores celulares osteoindutores são as proteínas morfogenéticas ósseas (BMPs). Um material de enxerto ósseo que seja osteocondutor e osteoindutor não só servirá de suporte para os osteoblastos atualmente existentes, como também desencadeará a formação de novos osteoblastos, promovendo teoricamente uma integração mais rápida do enxerto.

Osteogénese

A osteogénese ocorre quando os osteoblastos vitais provenientes do material de enxerto ósseo contribuem para o crescimento de novo osso, juntamente com o crescimento ósseo gerado através dos outros dois mecanismos.

Osteopromoção

A osteopromoção envolve o aumento da osteoindução sem a posse de propriedades osteoindutoras. Por exemplo, foi demonstrado que o derivado da matriz de esmalte aumenta o efeito osteoindutor do aloenxerto ósseo desmineralizado liofilizado

(DFDBA), mas não estimula o crescimento ósseo denovo por si só.

ESTRUTURA DOS ENXERTOS

Os enxertos de osso cortical são utilizados principalmente para o suporte estrutural e os enxertos de osso esponjoso para a osteogénese. O suporte estrutural e a osteogénese podem ser combinados; esta é uma das principais vantagens da utilização do enxerto ósseo. Estes dois factores variam, no entanto, com a estrutura do osso. Provavelmente todos ou a maior parte dos elementos celulares dos enxertos (em particular dos enxertos corticais) morrem e são lentamente substituídos por substituição rasteira, actuando o enxerto apenas como um andaime para a formação de novo osso. No osso cortical duro, este processo de substituição é consideravelmente mais lento do que no osso esponjoso ou esponjoso.

Embora o osso esponjoso seja mais osteogénico, não é suficientemente forte para proporcionar um suporte estrutural eficiente. Ao selecionar o enxerto ou a combinação de enxertos, o cirurgião deve ter em conta estas duas diferenças fundamentais na estrutura óssea. Quando um enxerto se une ao hospedeiro e é suficientemente forte para permitir a utilização desprotegida da peça, a remodelação da estrutura óssea ocorre de acordo com as exigências funcionais.

Os enxertos ósseos podem ser corticais, esponjosos ou cortico-esponjosos. Se for necessária uma resistência estrutural, devem ser utilizados enxertos de osso cortical. No entanto, o processo de substituição produz reabsorção logo a partir das 6 semanas após a implantação; em cães, pode demorar até 1 ano até que o enxerto comece a recuperar a sua força mecânica original. A realização de furos no enxerto não parece acelerar o processo de reparação, mas pode levar à formação precoce de pinos biológicos que melhoram a união do enxerto ao osso hospedeiro

FUNDAMENTOS DE ENXERTOS ÓSSEOS

O enxerto ósseo refere-se a uma grande variedade de métodos cirúrgicos que aumentam ou estimulam a formação de osso novo onde este é necessário.

Existem cinco situações clínicas gerais em que o enxerto ósseo é efectuado:

1. Para estimular a cicatrização de fracturas recentes ou de fracturas que não cicatrizaram após uma primeira tentativa de tratamento.

2. Estimular a cicatrização entre dois ossos através de uma articulação doente. Esta situação é designada por "artrodese" ou "fusão".

3. Para regenerar o osso perdido ou em falta em resultado de traumatismo, infeção ou doença. As situações que requerem reconstrução ou reparação de osso em falta podem variar desde o preenchimento de pequenas cavidades até à substituição de grandes segmentos de osso com 12 ou mais polegadas de comprimento.

4. Para melhorar a resposta da cicatrização óssea e a regeneração do tecido ósseo em torno de dispositivos implantados cirurgicamente, tais como substituições de articulações artificiais (por exemplo, substituição total da anca ou substituição total do joelho) ou placas e parafusos utilizados para manter o alinhamento ósseo.

5. Para a artrose plástica do acetábulo (luxação congénita da anca ou doença de Perthes).

ENXERTOS ÓSSEOS AUTÓGENOS

O enxerto ósseo autógeno, que é colhido do próprio corpo do doente, é considerado ideal devido às suas propriedades osteocondutoras e osteoindutoras e porque contém uma fonte de células osteoprogenitoras. Continua a ser considerado o padrão de ouro pelo qual são comparados outros materiais de enxerto([6]).

AUTO-ENXERTOS INTRA-ORAIS

Enxertos ósseos autógenos intra-orais colhidos da tuberosidade maxilar, de áreas alveolares edêntulas, de feridas ósseas em cicatrização, de locais de extração e de áreas mentais e retromolares([6,7]).

Podem ser utilizados vários tipos de enxertos ósseos autógenos([6,8]):

(a) **Lascas de osso cortical** - Não são utilizadas atualmente porque são geralmente partículas muito maiores 1.559,6 × 183 mm e têm um maior potencial de sequestro ([9]).

(b) **Coágulo ósseo** - É feito através da colheita de osso intra-oral com queimaduras redondas, e depois misturado com sangue([10]). As desvantagens da utilização do coágulo ósseo são a impossibilidade de o doente aspirar durante o processo de recolha, a qualidade desconhecida dos fragmentos ósseos recolhidos e a fluidez do material.

(c) **Mistura de osso cortical e esponjoso intra-oral** - A mistura de osso é a combinação de osso cortical e esponjoso que é recolhida com uma trefina ou rongeurs, colocada numa cápsula de amálgama e triturada até à consistência de uma massa óssea viscosa, sendo o tamanho final das partículas de cerca de 210 × 105 mm([9]).

Foi recentemente apresentada uma técnica baseada na utilização de colectores ósseos para a obtenção de material ósseo autógeno, que nos permite preencher pequenos defeitos ósseos, como fenestrações e deiscências, sem necessidade de envolver uma segunda área cirúrgica (intra-oral ou extra-oral) para a obtenção de osso autógeno. Os clínicos devem ter em atenção que a presença de agentes patogénicos bacterianos é sempre evidenciada com a utilização de colectores ósseos. O protocolo de aspiração rigoroso, o enxaguamento oral pré-operatório com clorexidina e a profilaxia com antibióticos são precauções importantes a implementar se forem implantados artigos ósseos recolhidos. O risco de complicações infecciosas mantém-se. Para ultrapassar alguns destes problemas, foi recentemente introduzido um dispositivo piezoelétrico recentemente desenvolvido (Piezosurgery) para diferentes procedimentos de aumento ósseo. As principais vantagens do dispositivo piezoelétrico podem ser devidas às suas microvibrações moduladas de ultra-sons (29 kHz, variando de 60 a 200 Hz), que devem evitar danos nos tecidos moles adjacentes durante os procedimentos de osteotomia. No entanto, ambos os métodos de colheita, dispositivo piezoelétrico ou brocas rotativas convencionais, não diferem entre si no que diz respeito ao seu efeito prejudicial na viabilidade e diferenciação de células que crescem a partir de lascas de osso autógeno derivadas de sítios corticais intra-orais.

AUTO-ENXERTOS EXTRA-ORAIS

Os auto-enxertos extra-orais de osso esponjoso ilíaco e de medula óssea apresentam um grande potencial osteogénico, sendo capazes de induzir a cementogénese, a regeneração óssea e a reinserção das fibras de Sharpey.

Entre os biomateriais, o osso autógeno tem sido adotado como o padrão de ouro porque([11,12]):

(1) O osso de auto-enxerto inclui células que participam na osteogénese.

(2) É induzida uma reação tecidular sem induzir reacções imunológicas.

(3) A reação inflamatória é mínima.

(4) Verifica-se uma rápida revascularização à volta das partículas do enxerto.

(5) Uma potencial libertação de factores de crescimento e de diferenciação sequestrados nos enxertos.

Estudos histológicos demonstram que os auto-enxertos intra-orais são capazes de formar uma nova ligação de tecido conjuntivo quando implantados em defeitos intra-ósseos. Em babuínos, Cochran et al. (2003) mostraram que a combinação do derivado da matriz do esmalte e do osso autógeno representa uma combinação terapêutica que pode ser altamente eficaz na estimulação de quantidades significativas de regeneração periodontal.

Em perspetiva, o osso de auto-enxerto tem sido considerado como tendo um elevado potencial osteogénico e, por isso, tem sido utilizado com a intenção de melhorar os resultados dos procedimentos regenerativos periodontais[13].Têm sido investigadas terapias combinadas que utilizam enxertos ósseos autógenos com regeneração tecidular guiada (RTG) [14,15], Emdogain [16], plasma rico em plaquetas [17] e enxerto de ligamento periodontal autógeno [18] no tratamento de defeitos intra-ósseos, de furca ou de peri-mplantite. Embora os procedimentos de auto-enxerto preencham muitas das caraterísticas de um material de enxerto ósseo ideal, os auto-enxertos são mais invasivos devido às manipulações cirúrgicas adicionais necessárias para obter o tecido do dador, e são limitados pela quantidade relativamente pequena de osso que pode ser obtida com essas técnicas. Estes procedimentos também têm sido associados à reabsorção radicular pós-operatória. Como resultado, os auto-enxertos podem não ser rotineiramente práticos em casos de periodontite severa envolvendo múltiplos dentes e defeitos severos[19] . Foi relatada reabsorção radicular e anquilose em humanos após o transplante de medula ilíaca fresca e osso esponjoso[20].

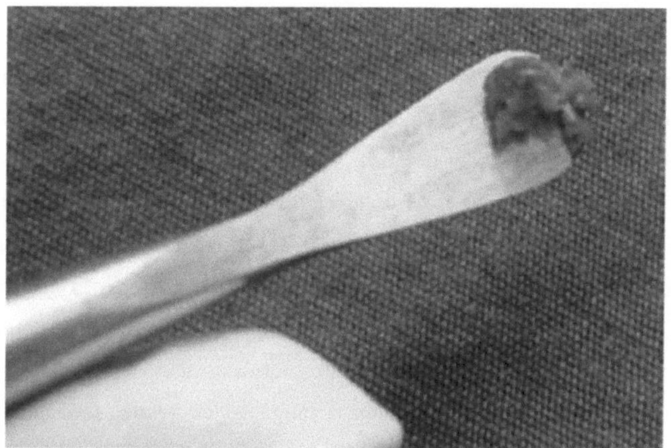

As partículas de osso recolhidas foram transportadas por um elevador de perióste o esterilizado

ENXERTOS ÓSSEOS ALOGÉNICOS

Os aloenxertos são obtidos a partir de outros indivíduos da mesma espécie, mas com genótipos diferentes. Incluem os aloenxertos ósseos liofilizados (FDBA) e os aloenxertos ósseos liofilizados desmineralizados (DFDBA). O aloenxerto ósseo é a alternativa ao osso autógeno mais frequentemente utilizada em procedimentos de enxerto ósseo nos EUA([21]).Os dois tipos de aloenxertos funcionam por mecanismos diferentes. O FDBA fornece um suporte osteocondutor e provoca a reabsorção quando implantado em tecidos mesenquimatosos. O DFDBA também fornece uma superfície osteocondutora. Além disso, fornece uma fonte de factores osteoindutores. Por conseguinte, induz a migração de células mesenquimais, a fixação e a osteogénese quando implantado em osso bem vascularizado e induz a formação de osso endocondral quando implantado em tecidos que, de outra forma, não formariam osso (Comité de Investigação, Ciência e Terapia da Academia Americana de Periodontologia, 2001).

Ao abrigo dos regulamentos da FDA, as instalações envolvidas na recolha e processamento de tecidos humanos para transplante devem assegurar que foram efectuados testes mínimos especificados de rastreio médico e de doenças infecciosas e que existem e são mantidos registos que documentam o rastreio e os testes de cada tecido humano.

A Associação Americana de Bancos de Tecidos também estabelece normas, inspecciona instalações e acredita bancos de tecidos na América do Norte ([21]).

Tanto os materiais FDBA como DFDBA são amplamente utilizados na terapia periodontal e não existem relatos de transmissão de doenças durante os 30 anos de história da utilização de aloenxertos ósseos liofilizados. A maioria dos bancos de ossos segue as diretrizes da Associação Americana de Bancos de Tecidos (AATB) no que diz respeito à aquisição, processamento e esterilização de enxertos ósseos (Centers for Disease Control and Prevention 2010).

A AATB defende a exclusão da recolha de ossos nas seguintes circunstâncias:

1. Dadores de grupos de alto risco, conforme determinado por testes médicos e avaliações de risco comportamental
2. Os dadores apresentam resultados positivos para o anticorpo contra o VIH por ELISA
3. A autópsia do dador revela uma doença oculta
4. Osso de dador dá positivo para contaminação bacteriana
5. Teste do dador e do osso positivo para o antigénio de superfície da hepatite B (HBsAG) ou para o vírus da hepatite C (HCV)
6. Dador com teste positivo para sífilis

O resultado líquido do processamento de aloenxertos ósseos humanos é uma redução exponencial do potencial de contaminação do enxerto, de transferência de doenças ou de ambos. O processamento inicial de aloenxertos ósseos humanos envolve normalmente a remoção do tecido mole do osso e a sua secção em pedaços mais pequenos e mais manejáveis de aproximadamente 5 mm de diâmetro. Depois de o técnico ter limpado o osso dos tecidos moles e o ter descontaminado, o processamento próprio tem lugar através de uma de muitas vias; algumas técnicas de processamento de tecidos envolvem a congelação com azoto líquido seguida de liofilização, enquanto outras envolvem tratamentos de lavagem repetidos com solventes como a acetona. Embora diferentes, estes procedimentos produzem resultados semelhantes, eliminando quase todo o teor de humidade do osso, reduzindo a antigenicidade e facilitando uma conservação extremamente longa à temperatura ambiente. Se o produto final for um aloenxerto ósseo liofilizado (FDBA), os técnicos de processamento reduzem o osso processado a um tamanho de partícula que varia normalmente entre 250 e 750 mm, voltam a recolher amostras para controlo de qualidade, embalam-no em recipientes estéreis e podem esterilizá-lo terminalmente com irradiação g de baixa dose.

Etapas do processamento do aloenxerto ósseo liofilizado:

- *Fase de processamento 1. Decapagem de tecidos moles*
  O técnico retira os resíduos de músculos, tendões, ligamentos, etc.

- *Etapa de processamento 2. Redução do tamanho inicial*

O técnico reduz o osso em pedaços de aproximadamente 5 mm de diâmetro para facilitar o processamento.

- *Fase de processamento 3. Limpeza e descontaminação iniciais*
  O técnico lava, agita, centrifuga ou faz tudo isto às partículas de osso utilizando várias soluções, como soro fisiológico, acetona, etanol ou peróxido de hidrogénio, para remover a carga biológica residual e reduzir a antigenicidade.

- *Fase de processamento 4. Tratamento microbiológico*
  O técnico trata as partículas de osso com soluções antimicrobianas, antimicóticas e antifúngicas.

- *Etapa de processamento 5. Congelação*
  O técnico congela as partículas de osso em azoto líquido a uma temperatura que pode atingir os -80°C.

- *Fase de processamento 6. Desidratação*
  O técnico liofiliza ou trata as partículas de osso com lavagens repetidas com solventes para eliminar o teor de humidade e reduzir a antigenicidade.

- *Etapa de processamento 7. Redução secundária de tamanho*
  O técnico reduz as partículas de osso a tamanhos finais de partículas que variam entre aproximadamente 250 e 750 mm.

- *Etapa de processamento 8. Embalagem*
  O técnico embala o aloenxerto ósseo em recipientes esterilizados.

- *Etapa de processamento 9. Esterilização terminal*
  O técnico aplica uma irradiação g de baixa dose a baixas temperaturas para garantir a esterilidade (nível de garantia de esterilidade, 10-6).

Se o produto final se destinar a ser um aloenxerto ósseo liofilizado desmineralizado (DFDBA), o técnico mergulha normalmente o osso num banho de ácido clorídrico durante vários períodos de tempo para desmineralizar o osso através da remoção do cálcio. Após o tratamento com ácido, o técnico lava o aloenxerto ósseo recém-desmineralizado em várias soluções-tampão para remover o ácido residual, enxagua-o para remover o tampão e processa-o terminalmente de forma semelhante à utilizada para o FDBA.

Etapas do processamento de aloenxerto ósseo desmineralizado liofilizado:

- *Fase de processamento 1. Decapagem de tecidos moles*
  O técnico retira os resíduos de músculos, tendões, ligamentos, etc.
- *Etapa de processamento 2. Redução do tamanho inicial*
  O técnico reduz o osso em pedaços de aproximadamente 5 mm de diâmetro para facilitar o processamento.
- *Fase de processamento 3. Limpeza e descontaminação iniciais*
  O técnico lava, agita, centrifuga ou faz tudo isto às partículas de osso utilizando várias soluções, como soro fisiológico, acetona, etanol ou peróxido de hidrogénio, para remover a carga biológica residual e reduzir a antigenicidade.
- *Fase de processamento 4. Tratamento microbiológico*
  O técnico trata as partículas de osso com soluções antimicrobianas, antimicóticas e antifúngicas.
- *Etapa de processamento 5. Congelação*
  O técnico congela as partículas de osso em azoto líquido a uma temperatura que pode atingir os -80°C.
- *Fase de processamento 6. Desidratação*
  O técnico liofiliza ou trata as partículas de osso com lavagens repetidas com solventes para eliminar o teor de humidade e reduzir a antigenicidade.
- *Etapa de processamento 7. Redução secundária de tamanho*
  O técnico reduz as partículas de osso a tamanhos finais de partículas que variam entre aproximadamente 250 e 750 mm.
- *Etapa de processamento 8. Desmineralização*
  O técnico mergulha as partículas de aloenxerto num banho de ácido clorídrico com concentrações que variam entre 0,5 e 0,6 normal durante vários períodos de tempo.
- *Etapa de processamento 9. Armazenamento em buffer*
  O técnico mergulha novamente as partículas de aloenxerto desmineralizadas numa solução tampão para remover o ácido residual.
- *Etapa de processamento 10. Enxaguamento final*

O técnico lava novamente o aloenxerto desmineralizado com várias soluções (por exemplo, água destilada) para remover a solução tampão residual.

- *Fase de processamento 11. Embalagem*
  O técnico acondiciona o aloenxerto ósseo em recipientes esterilizados.
- *Etapa de processamento 12. Esterilização terminal*
  O técnico aplica uma irradiação g de baixa dose a baixas temperaturas para garantir a esterilidade (nível de garantia de esterilidade 10-6).

Assim, o rigoroso rastreio dos dadores e os programas de processamento assético patenteados tornaram a utilização de aloenxertos ósseos humanos segura e eficaz como opção de tratamento [(21)].

Aloenxertos ósseos liofilizados (FDBA)

O FDBA, que não é desmineralizado, funciona principalmente através da *osteocondução,* um processo no qual o enxerto não ativa o crescimento ósseo, mas actua como um suporte para o osso natural do paciente crescer sobre e dentro dele. Ao longo do tempo, o enxerto é reabsorvido e substituído por osso novo. Rosenberg e Rose 1998; Nasr et al. 1999). O FDBA é também um material útil do ponto de vista clínico. Não existem relatos de contaminação por vírus ou patologia adquirida com o FDBA, embora este material seja amplamente utilizado clinicamente (Comité de Investigação, Ciência e Terapia da Academia Americana de Periodontologia 2001). Foi utilizado no tratamento de defeitos intra-ósseos de três paredes adjacentes a implantes em cães (Choi et al. 2010), em procedimentos de aumento do seio maxilar (Kolerman et al. 2008), no aumento do rebordo alveolar isolado (Fagan et al. 2008) ou associado a plasma rico em plaquetas (Kassolis et al. 2000), no tratamento de defeitos periodontais, isoladamente (Nevins et al. 2007; Laurell et al. 1998), combinado com derivado da matriz de esmalte (Rosen e Reynolds 2002) ou com membrana de barreira (Rosen e Reynolds 2001). O FDBA pode ser combinado com terapia antimicrobiana e tem sido utilizado com tetraciclina para regenerar defeitos experimentais em babuínos (Drury e Yukna 1991) ou durante o tratamento de periodontite juvenil localizada (Evans et al. 1989; Mabry et al. 1985). O FDBA pode ser considerado como um material de enxerto sem antigenicidade clinicamente significativa (Quattlebaum et al. 1988).

Enxertos ósseos desmineralizados liofilizados (DFDBA)

A desmineralização de um aloenxerto ósseo expõe as proteínas morfogenéticas ósseas na matriz óssea. Estas proteínas indutoras induzem uma cascata de eventos que conduzem à diferenciação celular e à formação de osso através da osteoindução, induzindo as células estaminais pleuripotenciais a diferenciarem-se em osteoblastos (Mellonig et al. 1992; Nasr et al. 1999). É importante avaliar os métodos, a aquisição, o processamento e o tamanho das partículas do aloenxerto ósseo desmineralizado liofilizado utilizado num estudo. Quando o DFDBA é utilizado na forma de partículas, *o tamanho das partículas parece ser uma variável importante no sucesso do DFDBA como material indutor de osso.* As partículas na gama de 125-1.000 mm possuem um potencial osteogénico mais elevado do que as partículas inferiores a 125 mm. O tamanho ótimo das partículas parece situar-se entre 100 e 300 mm. Isto pode dever-se a uma combinação de área de superfície e densidade de empacotamento. Partículas muito pequenas de DFDBA provocam uma resposta de macrófagos e são rapidamente reabsorvidas com pouca ou nenhuma formação de novo osso. Os bancos de tecidos que fornecem DFDBA para uso dentário têm normalmente este material de enxerto em vários tamanhos de partículas, sendo a gama de 250 a 750 mm a mais frequentemente disponível (Committee on Research, Science and Therapy of the American Academy of Periodontology 2001). Schwartz et al. (1996) demonstraram uma grande variação na preparação de aloenxertos ósseos desmineralizados liofilizados em bancos de ossos comerciais e a capacidade de induzir a formação de novo osso. O tamanho das partículas antes da implantação correlacionou-se com o tamanho das partículas após a implantação. No entanto, o tamanho das partículas não se correlacionou com a capacidade de induzir a formação de osso. Os resultados mostram que o DFDBA comercial difere tanto no tamanho como na capacidade de induzir a formação de osso novo, mas que os dois não estão relacionados.

A variabilidade dos dadores, contudo, também limita a previsibilidade do DFDBA como material osteoindutor (Boyan et al. 2006). A capacidade de induzir osso parece depender da idade, sendo menos provável que o DFDBA de dadores mais velhos tenha uma forte atividade indutora de osso (Schwartz et al. 1998a).

O grau de desmineralização do DFDBA varia entre bancos de tecidos e pode também afetar a regeneração clínica. Foi demonstrado que um nível de 2% de cálcio residual no DFDBA resulta nos níveis mais elevados de atividade da fosfatase alcalina em células periosteais humanas em cultura e é otimamente osteoindutor ou osteocondutor para a formação de novo osso (Herold et al. 2002).

Estudos histológicos em humanos efectuados por Bowers et al. (1989a, 1989b) revelaram a formação de um novo aparelho de fixação em defeitos intra-ósseos enxertados com DFDBA. Atualmente, o aloenxerto ósseo desmineralizado liofilizado continua a ser o único enxerto de substituição óssea que comprovadamente resulta em regeneração periodontal num estudo histológico humano controlado e é reconhecido no relatório de consenso do World Workshop in Periodontics de 1996 como preenchendo todos os critérios considerados para a promoção da regeneração periodontal (Nasr et al. 1999).

Acredita-se que a capacidade do osso desmineralizado para induzir a formação de novo osso nos tecidos moles e para aumentar a formação óssea nos tecidos ósseos se deve ao conteúdo e à difusibilidade das proteínas morfogenéticas ósseas (BMPs) presentes no material (Lohmann et al. 2001). As BMPs e outros factores de crescimento e citocinas interagem com células estaminais mesenquimatosas ou precursores osteogénicos indiferenciados no tecido hospedeiro, fazendo com que se diferenciem em células formadoras de osso (Li et al. 2000; Lohmann et al. 2001; Schwartz et al. 1998b). Foram identificados vários outros factores de crescimento: FGFa (fator de crescimento de fibroblastos), IGF-I (fator de crescimento semelhante à insulina-I), TGF-b1 (fator de crescimento transformador - beta1), VEGF (fator de crescimento endotelial vascular) e PDGF (fator de crescimento derivado de plaquetas) (Wildemann et al. 2007). Pode ser possível aumentar a quantidade de preenchimento ósseo obtido com enxertos de substituição óssea, como o DFDBA, através da combinação de terapias regenerativas (Hanes 2007). *A utilização de enxertos de substituição (DFDBA) com o objetivo de melhorar os resultados da terapia GTR* para o tratamento de defeitos intra-ósseos ou mucogengivais foi avaliada por vários estudos (Chen et al. 1995). Em estudos onde o osso liofilizado desmineralizado foi combinado com barreiras de colagénio bovino reticulado ou membranas de politetrafluoroetileno expandido, os resultados tendem a indicar que a terapia combinada é também uma abordagem terapêutica bem sucedida (Rosen et al. 2000). *Estudos recentes sugerem que a adição de derivado de matriz de esmalte (EMD) ao aloenxerto ósseo desmineralizado liofilizado pode aumentar a osteoindução* (Boyan et al. 2000). Venezia et al. (2004) concluíram que a combinação de EMD com materiais de aloenxerto pode ser benéfica, mas ainda precisa de ser mais investigada. O Emdogain é composto principalmente por amelogenina e outras proteínas presentes nos germes dentários embrionários de suínos. É possível que um componente vestigial do Emdogain possua propriedades osteoindutoras.

Durante o desenvolvimento embrionário, a interação dos tecidos epiteliais e mesenquimais é fundamental para a morfogénese dos tecidos. Foi sugerido que a capacidade do Emdogain para aumentar a osteoindução do DFDBA resulta das suas propriedades como matriz bioactiva. O Emdogain também atrasou a taxa de reabsorção do DFDBA, sugerindo que os factores presentes neste agente complexo podem modular a remodelação óssea para além da formação óssea (Boyan et al. 2006). Em contraste com os resultados anteriores, também foi relatado que o DFDBA combinado com EMD em comparação com o DFDBA sozinho no tratamento de defeitos intra-ósseos da periodontite crónica não proporcionou uma melhoria estatisticamente significativa dos parâmetros dos tecidos moles e duros medidos (Hoidal et al. 2008). *Vários autores investigaram o impacto dos factores de crescimento no aloenxerto ósseo desmineralizado liofilizado (DFDBA)* (Bowers et al. 1991; Danesh-Meyer et al. 2001; Markou et al. 2009, 2010). Foi demonstrado que a adição de BMP-2 aumentou a osteoindução de DFDBA em quase 50% com base na pontuação de indução óssea (Boyan et al. 2006). O DFDBA contém BMP-2, mas a quantidade parece variar consoante os indivíduos. Além disso, a formatação da BMP-2 no DFDBA é diferente da BMP-2 adsorvida na superfície das partículas do enxerto. Estudos sugerem que as partículas de DFDBA devem ser reabsorvidas para que a BMP contida na matriz seja libertada. O DFDBA torna-se, de facto, um transportador de libertação prolongada destes factores.

A BMP-2 absorvida na superfície é libertada numa explosão e, como resultado, tem os seus maiores efeitos nas células presentes no local do implante. Assim, as duas formas do morfogénio actuam em populações de células distintas, e o efeito combinado é aditivo, se não sinérgico. Outros factores presentes no DFDBA também podem contribuir para a resposta global do tecido (Boyan et al. 2006). A avaliação do efeito de uma combinação de BMPs com um enxerto/substituto ósseo refere-se a um único estudo histomorfométrico em humanos em que foi avaliada a associação de BMP-3 (osteogenina) e dois biomateriais diferentes (colagénio bovino purificado e DFDBA) (Bowers et al. 1991). Os tratamentos de teste consistiram na associação de BMP-3 com DFDBA ou colagénio bovino; os grupos de controlo consistiram nos enxertos utilizados isoladamente. A avaliação histológica aos 6 meses indicou que a osteogenina combinada com o DFDBA melhorou significativamente a regeneração de um novo aparelho de fixação e dos tecidos componentes num ambiente submerso.

O DFDBA mais osteogenina e o DFDBA sozinho formaram significativamente mais novos aparelhos de fixação e tecidos componentes do que a matriz derivada do tendão mais osteogenina ou a matriz derivada do tendão sozinha, tanto em ambientes submersos como não submersos. Não se registaram diferenças significativas entre a matriz derivada do tendão mais osteogenina e a matriz derivada do tendão isoladamente, tanto em ambiente submerso como não submerso (Bowers et al. 1991). A combinação de BMPs e aloenxerto é um passo promissor para melhorar o tratamento de aloenxertos. À medida que o número de procedimentos de aloenxertos efectuados por ano aumenta em todo o mundo, o resultado para muitos poderia ser influenciado pela adição de BMPs. Ainda assim, as preocupações com a segurança, bem como a disponibilidade de aloenxertos, são uma fonte contínua de inspiração para aqueles que investigam fontes ósseas alternativas (Blokhuis e Lindner 2008). As taxas de proliferação de osteoblastos indicam que a suplementação in vitro de 2% de cálcio residual - DFDBA com a combinação de fator de crescimento semelhante à insulina (IGF) e fator de crescimento transformador-b (TGF-b), IGF e fator de crescimento derivado de plaquetas (PDGF), e PDGF e TGF-b aumenta significativamente *(P* £ 0,05) a atividade e proliferação de osteoblastos murinos aos 7 dias em comparação com o controlo que não contém factores de crescimento exógenos (Mott et al. 2002). Em contraste com estes relatórios e com o aumento da osteoindução observado quando o DFDBA é implantado com BMP-2 ou Emdogain, o PDGF e o PRP reduziram a osteoindução em aproximadamente 20%.

O efeito inibitório do PDGF-BB na formação óssea induzida pelo DFDBA é dependente da concentração e, em concentrações elevadas, faz com que a fase condrogénica da formação óssea endocondral persista. Em concentrações baixas, o PDGF-BB não inibe a atividade do DFDBA e, num local ortotópico onde estão presentes outros sinais osteogénicos, o seu efeito na proliferação de células mesenquimatosas pode resultar num aumento da formação óssea (Boyan et al. 2006). Nevins et al. (2003a) revelaram uma regeneração robusta de um novo aparelho de inserção completo, incluindo osso, ligamento periodontal e cemento em defeitos intra-ósseos interproximais humanos e lesões de furca de Classe II molar, após a aplicação do fator de crescimento derivado de plaquetas humano purificado BB (rhPDGF-BB) incorporado no aloenxerto ósseo desmineralizado liofilizado (DFDBA) (Nevins et al. 2003a). um aloenxerto (DFDBA) para DFDBA misturado com uma solução salina no tratamento de defeitos intra-ósseos humanos. Não foram observadas diferenças estatisticamente significativas na resposta do tecido duro entre os dois grupos de tratamento, o que confirmou que o PRP não teve qualquer efeito no preenchimento do tecido duro ou no ganho de formação de novo tecido duro. Foi recentemente demonstrado que tanto o PRP como o PRP combinado com DFDBA resultaram numa melhoria clínica e radiográfica significativa nos defeitos endósseos periodontais humanos aos 6 e 12 meses (Piemontese et al. 2008; Markou et al. 2009, 2010), e a adição de DFDBA ao PRP não melhorou significativamente o resultado do tratamento (Markou et al. 2009). Um ensaio clínico recente, aleatório e duplamente mascarado, comparou o plasma plaquetário (PRP) combinado com um aloenxerto ósseo desmineralizado liofilizado (DFDBA) com o DFDBA misturado com uma solução salina no tratamento de defeitos intra-ósseos humanos.

A matriz óssea desmineralizada é produzida por extração ácida do aloenxerto. Contém colagénio tipo 1, proteínas não colagénicas e factores de crescimento osteoindutores. Existem inúmeras formulações de matriz óssea desmineralizada baseadas em aperfeiçoamentos do processo de fabrico. Estão disponíveis sob a forma de pó liofilizado, grânulos, gel, massa ou tiras. Também foram desenvolvidas como produtos combinados com outros materiais, tais como lascas de osso alogénico e grânulos de sulfato de cálcio (De Long et al. 2007). A pasta e a massa de matriz óssea desmineralizada são matrizes ósseas desmineralizadas particuladas num suporte de hialuronato a 2% ou 4%, respetivamente. Quando comparados com aloenxertos ósseos desmineralizados liofilizados, todos demonstraram melhorias favoráveis semelhantes nos parâmetros dos tecidos moles e duros no tratamento de defeitos intra-ósseos humanos (Bender et al. 2005).

Exemplos de produtos comercialmente disponíveis são :

- **GraftonR DBM** (Osteotech, Inc. Associação Americana de Bancos de Tecidos),
- **Grafton PlusR DBM Paste** (Osteotech, Inc. American Association of issue Banks),
- **Osseograft** (Advanced Biotech Products (P) Ltd. Índia),
- **Accell ConnexusTM** (tecnologia AccellR + partículas DBM + meio de fase reversa para um manuseamento ótimo) (IsoTis

Orthobiologics/GenSci Regeneration Technologies),

- **AccellR DBM100R** (tecnologia AccellR + partículas de DBM em massa) (IsoTis Orthobiologics/ GenSci Regeneration Technologies),
- **DBXR Matriz óssea desmineralizada** (Musculoskeletal Transplant Foundation, EUA),
- **Massa Dynagraft** (Gen-Sci, Regeneration Laboratories, CA) e

- **Pasta de osso de aloenxerto Osteofil** (Regeneration Technologies, FL).

RegenafilR, Altiva DBM Paste, BioSetTM, RTI Allograft Paste e OsteofilR contêm aloenxerto ósseo humano desmineralizado liofilizado (DFDBA, também conhecido como matriz óssea desmineralizada, DBM) num suporte de gelatina suína inerte. RegenaformR, Altiva DBM com lascas de osso cortical esponjoso, BioSetTM IC, RTI Allograft Paste IC e OsteofilR ICM contêm DFDBA humano e lascas de osso cortical esponjoso humano num suporte de gelatina suína inerte. A Regenafil e a Regenaform Frozen Allograft Paste devem ser armazenadas congeladas. Pode ser armazenada durante 6 meses entre -20 e -40°C (congelador convencional) ou até 5 anos se for armazenada a -40°C ou mais fria (ver data de validade no rótulo). Regenafil e Regenaform Frozen Allograft Paste têm de ser aquecidos antes da utilização. A decisão sobre qual a forma de aloenxerto a utilizar deve basear-se na condição clínica do local a ser enxertado. Como ainda está mineralizado, o FDBA pode ter melhores caraterísticas físicas. No entanto, o FDBA não é osteoindutor. Embora clinicamente não tenham sido encontradas diferenças significativas entre o FDBA e o DFDBA em defeitos primariamente intra-ósseos (Piattelli et al. 1996a), em locais onde a regeneração pode ser mais problemática, o DFDBA pode ser uma escolha mais apropriada (Comité de Investigação, Ciência e Terapia da Academia Americana de Periodontologia 2001). No entanto, um estudo histológico recente sugeriu que o FDBA pode estimular a formação de novo osso mais cedo, mais rapidamente e de forma mais substancial do que o DFDBA num sistema de modelo de defeito da mandíbula de um macaco (Yukna e Vastardis 2005). Foi observada uma tendência para uma maior melhoria no ganho do nível de inserção clínica em defeitos infra-ósseos avançados quando o EMD foi combinado com o FDBA (57,3% - } 9,4%) em comparação com o DFDBA (49,1%}11,0%) (Rosen e

Reynolds 2002) .

ENXERTOS ÓSSEOS XENOGÉNICOS

Os xenoenxertos são enxertos partilhados entre diferentes espécies. Atualmente, existem duas fontes disponíveis de xenoenxertos utilizados como enxertos de substituição óssea em periodontia: o osso bovino e o coral natural. Ambas as fontes, através de diferentes técnicas de processamento, fornecem produtos biocompatíveis e estruturalmente semelhantes ao osso humano. Recentemente, foram também descritos xenoenxertos de suínos e bovinos. Os xenoenxertos são osteocondutores, estão facilmente disponíveis e não apresentam riscos de transmissão de doenças. Este último ponto foi posto em causa com a descoberta da encefalopatia espongiforme bovina, nomeadamente na Grã-Bretanha (Nasr et al. 1999).

XENOENXERTO ÓSSEO ANORGÂNICO DERIVADO DE BOVINO (BDX)

O BDX é um xenoenxerto constituído por osso bovino desproteinizado e esterilizado com 75-80% de porosidade e um tamanho de cristal de aproximadamente 10 mm sob a forma de grânulos corticais (Hurzeler et al. 1997; Piattelli et al. 1999). Relativamente às caraterísticas químicas e físicas, o BDX é considerado idêntico ao osso humano (Berglundh e Lindhe 1997). O BDX tem várias caraterísticas e vantagens quando comparado com o osso desmineralizado liofilizado: não é necessário um local doador por parte dos doentes; estão disponíveis fornecimentos ilimitados do material; o material é facilmente manuseado e utilizado como o osso desmineralizado liofilizado; e os resultados são previsíveis quando são observados bons princípios cirúrgicos, é mantido um ambiente estéril e o tecido é manuseado corretamente, conforme recomendado pelo fabricante (Callan et al. 1993).

Os xenoenxertos são de origem bovina e comportam o risco teórico de transmissão da encefalopatia espongiforme bovina (Precheur 2007). No entanto, vários estudos indicam que a utilização destes materiais não acarreta um risco de transmissão da encefalopatia espongiforme bovina (EEB) aos seres humanos (Honig et al. 1999).

Vários estudos histológicos efectuados em animais e em seres humanos revelaram que o BDX possui excelentes propriedades osteocondutoras (Berglundh e Lindhe

1997). O sistema de poros de interligação de grande malha facilita a angiogénese e a migração dos osteoblastos (Orsini et al. 2005). Vários estudos histológicos demonstraram que as partículas de BDX estavam rodeadas, na sua maioria, por osso maduro e compacto. Em alguns canais Haversianos, foi possível observar pequenos capilares, células mesenquimatosas e osteoblastos em conjunto com osso novo. Não existiam lacunas na interface entre as partículas de BDX e o osso recém-formado, estando os grânulos de BDX interligados por pontes de osso vital recém-formado (Piattelli et al. 1999;

Tadjoedin et al. 2003). Com o tempo, o BDX torna-se integrado e subsequentemente substituído por osso recém-formado (Berglundh e Lindhe 1997). Em amostras histológicas recolhidas após 18 meses e 4 anos, foi possível observar a presença de osteoclastos no processo de reabsorção das partículas de BDX e do osso recém-formado adjacente (Piattelli et al. 1999). Foi referido que o BDX tem uma taxa de reabsorção muito baixa (Valentini e Abensur 1997). Os microRNAs (miRNAs) representam uma classe de pequenos RNAs funcionais, não codificantes, de 19-23 nucleótidos, que regulam a transcrição de RNAs mensageiros (mRNAs) em proteínas. A técnica de microarray de miRNA foi utilizada para investigar a regulação da tradução numa linha celular semelhante a osteoblastos (MG63) exposta a Bio-Oss. Foi demonstrado que a grande maioria dos mRNAs detectados foram regulados negativamente, incluindo alguns genes homeobox (genes que regulam a morfogénese de um segmento inteiro do corpo), como o noggin e o EN1.

Foi demonstrado um efeito positivo indireto na proteína morfogenética óssea-4 (Palmieri et al. 2010). Foi indicado que a BDX e o Perioglas actuam em diferentes miRNAs. Globalmente, o Perioglas provoca a ativação da sinalização de formação óssea, enquanto o BDX também ativa as vias relacionadas com a cartilagem (Annalisa et al. 2008). Devido ao facto de toda a proteína ser removida, este material de enxerto de hidroxiapatite 100% cristalina é considerado biocompatível (Cohen et al. 1994; Callan et al. 1993), é muito bem tolerado e, até à data, não foram relatadas reacções adversas como alergias ou rejeição das partículas de enxerto

relacionadas com o material (Camelo et al. 1998). No entanto, recentemente, Bannister e Powell (2008) apresentaram uma reação invulgar ao BDX após um aumento do rebordo com uma mistura de osso autógeno e osso bovino anorgânico com plasma rico em plaquetas e uma membrana de colagénio bioabsorvível. A cicatrização decorreu sem intercorrências, embora após 4 meses, após a reflexão do retalho, não tenha sido encontrado tecido duro regenerado. No exame histológico, observou-se que a maior parte do material de enxerto apresentava uma íntima associação com células gigantes multinucleadas do tipo corpo estranho. No entanto, no segundo procedimento, o local foi reenxertado com uma mistura de aloenxerto/xenoenxerto e coberto por uma membrana de colagénio bioabsorvível e a cicatrização da ferida decorreu sem problemas.
BDX demonstrou eficácia para:

- *Reconstrução dos rebordos alveolares atrofiados* (Callan e Rohrer 1993)

- *À volta de implantes endósseos* (Berglundh e Lindhe 1997)

- *Procedimentos de elevação do seio maxilar* (Valentini et al. 1998)

- *Cicatrização de defeitos peri-implantares intra-ósseos* (Schou et al. 2003) - *Cirurgia perirradicular em lesões periapicais de grandes dimensões* (Dietrich et al. 2003) - *Defeitos ósseos periodontais* em que o BDX foi avaliado quando utilizado isoladamente (Gupta et al. 2007), em associação com membranas (Hutchens 1999) e em combinação com um derivado proteico da matriz do esmalte (Lekovic et al. 2000)

Um composto de osso autógeno e substituto ósseo é amplamente utilizado em procedimentos de cirurgia oral porque combina a propriedade osteogénica do osso autógeno e a propriedade osteocondutora do BDX (Fig.).

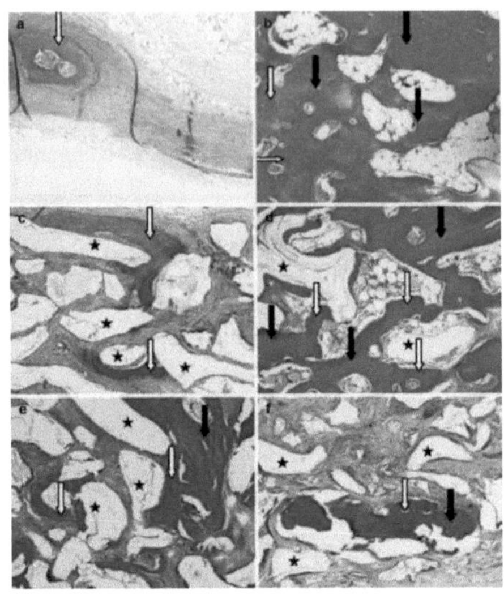

A proporção de osso bovino desproteinizado e de osso autógeno afecta a formação óssea no tratamento de defeitos da calvária em coelhos: (a) um defeito de tamanho crítico, (b) uma lasca de osso autógeno, (c) BDX isolado, (d) um enxerto composto de osso autógeno e BDX numa proporção de 1:1, (e) um enxerto composto de osso autógeno e BDX numa proporção de 1:2, (f) um enxerto composto de osso autógeno e BDX numa proporção de 1:4. As setas brancas indicam osso novo, as setas pretas indicam lascas de osso, as estrelas pretas indicam partículas de BDX (Hematoxilina e Eosina, ampliação original ×10).

Contém células osteogénicas e fornece um suporte e poros internos para as células ósseas crescerem e se remineralizarem em novo osso. As proporções relativas de osso autógeno e substituto ósseo variam (Pripatnanont et al. 2009). Uma revisão sistemática recomendou uma proporção de 1:2 (Merkx et al. 2003). Pripatnanont et al. (2009) avaliaram a nova formação óssea gerada utilizando três proporções diferentes de osso autógeno (AB) e osso bovino desproteinizado (BDX) em defeitos corticais do crânio em coelhos. O grupo 1:2 apresentou conteúdo ósseo significativamente maior do que o grupo 1:4. As proporções de 1:1 e 1:2 resultaram numa maior formação óssea do que a proporção de 1:4 (Pripatnanont et al. 2009).

No tratamento de defeitos intra-ósseos profundos, aos 12 meses de avaliação, a utilização combinada de espongiosa autógena com xenoenxerto derivado de bovino levou a um ganho significativamente maior de fixação clínica e formação de tecido duro em comparação com a utilização de espongiosa autógena isolada (Zafiropoulos et al. 2007).

Exemplos de enxertos de substituição óssea derivados de bovinos disponíveis no mercado são :

Bio-OssR (Osteohealth Co., Shirley, NY),

Bio-Oss CollagenR (Osteohealth Co., Shirley, NY),

OsteoGraf/NR (CeraMed Dental, LLC, Lakewood, CO)

PepGen P-15R (Dentsply Friadent, Mannheim, Alemanha) (Sukumar e Drizhal 2008).

Bio-OssR (Osteohealth Co., Shirley, NY) é uma matriz mineral óssea porosa, natural e não antigénica. É produzida através da remoção de todos os componentes orgânicos do osso bovino (Fig.).

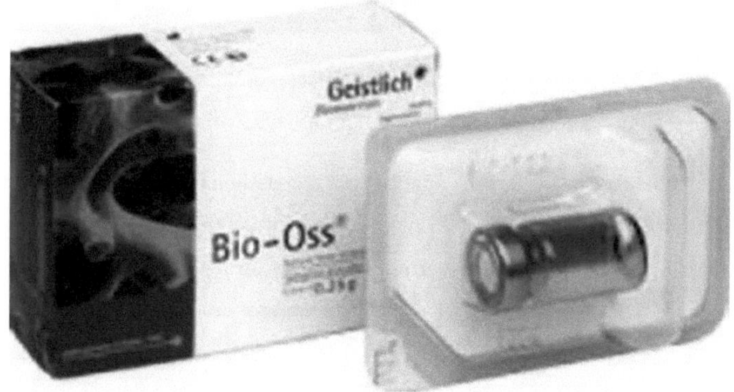

Bio-Oss® (Osteohealth Co., Shirley, NY)

Está disponível em grânulos e blocos esponjosos (esponjosos) e corticais. O Bio-Oss é submetido a um processo de extração química a baixa temperatura (3.000°C) através do qual todos os componentes orgânicos são removidos, mas mantém a arquitetura natural do osso (Richardson et al. 1999). Este material é essencialmente apatite contendo carbonato com poucos grupos hidroxilo, e possui uma arquitetura cristalina e uma relação cálcio:fosfato semelhante ao mineral ósseo natural dos seres humanos (Cohen et al. 1994). Devido à sua estrutura natural, o Bio-Oss é física e quimicamente comparável à matriz mineralizada do osso humano (Fig. 2.8).

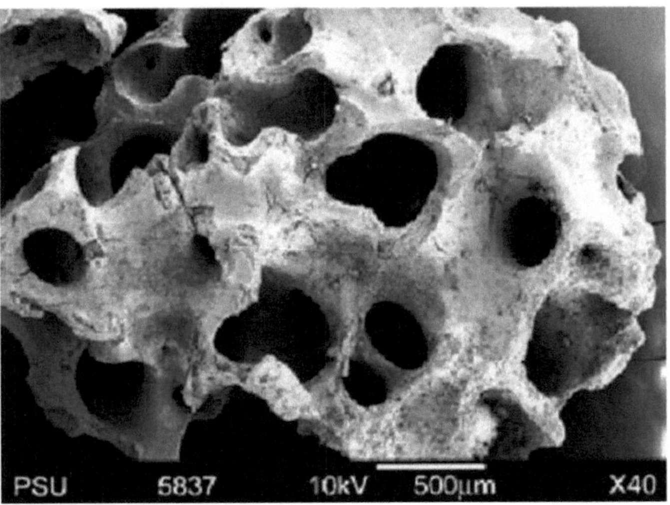

Fotografias SEM de grânulos de osso bovino desproteinizado (DBB) mostrando a estrutura dos poros, tamanho 200-500 mm (ampliação original, ×400)

Quimicamente, o Bio-Oss é uma apatite pouco cristalina (tamanho de cristalito de aproximadamente 100 × 200 × 500 A) com um teor de 7% de carbonato (Benke et al. 2001). Os espectros de infravermelhos e os padrões de difração de raios X mostram um teor de cálcio de 37,1 - } 0,7% e um teor de fósforo de 17,8 - } 0,5%, correspondendo a um rácio Ca-P de 2,1 - } 0,1 (Jensen et al. 1996; Scabbia 2004 Sculean et al. 2007b).

Bio-Oss CollagenR (Osteohealth Co., Shirley, NY) consiste em grânulos Bio-Oss Spongiosa (0,25-1 mm) com a adição de 10% de colagénio porcino altamente purificado.

Tal como no Bio-Oss, a estrutura mineral do Bio-Oss Collagen é altamente porosa, possui uma grande área de superfície interna e funciona como um suporte para o crescimento ósseo. O componente de colagénio permite um manuseamento conveniente e uma aplicação simples, mas não funciona como barreira. O componente de colagénio permite que o Bio-Oss Collagen seja facilmente adaptado ao defeito. A coesão das partículas é assegurada, mesmo sem uma membrana.

O componente de colagénio é reabsorvido no prazo de 4-6 semanas. O Bio-Oss Collagen tem a capacidade de facilitar a regeneração do aparelho de fixação periodontal quando colocado em defeitos intra-ósseos (Nevins et al. 2005b). Não foram observadas diferenças nos resultados histológicos após o tratamento de defeitos intra-ósseos humanos com um xenoenxerto derivado de bovino e GTR ou um xenoenxerto derivado de bovino misturado com colagénio e GTR. A cicatrização foi caracterizada pela formação de novo cemento, novo ligamento periodontal e novo osso (Fig.).

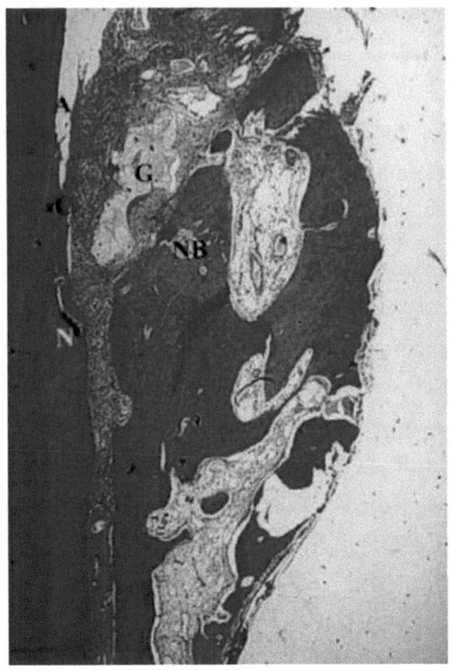

Cicatrização de defeitos intra-ósseos humanos após terapia periodontal regenerativa com um xenoenxerto derivado de bovino e regeneração tecidular guiada. Vista histológica representativa de uma cicatrização após tratamento com colagénio de xenoenxerto derivado de bovino (BDX) + regeneração tecidular guiada (GTR). A cicatrização ocorreu na formação de novo cemento com a inserção de fibras de colagénio (C) e novo osso (NB) coronalmente ao entalhe (N) na superfície da raiz. As partículas de BDX (G) estão rodeadas por osso.

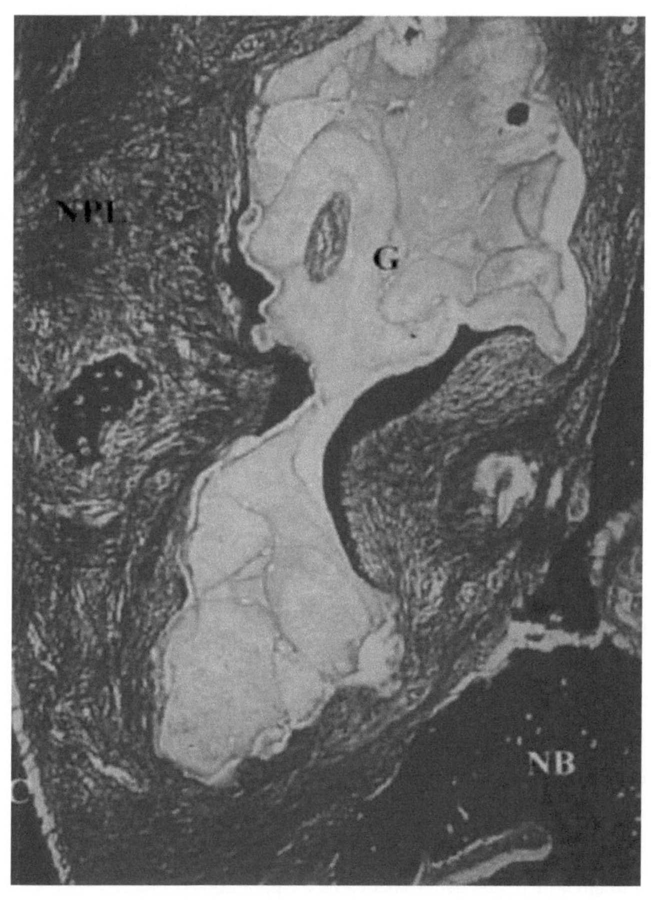

Cicatrização de defeitos intra-ósseos humanos após terapia periodontal regenerativa com um xenoenxerto derivado de bovino e regeneração tecidular guiada. Ampliação de alta potência da área regenerada apresentada na Fig. 2.9. A partícula de xenoenxerto derivado de bovino (BDX) (G) está rodeada por osso. C novo cemento, NPL novo ligamento periodontal, NB novo

A maioria das partículas de enxerto estava rodeada por osso, o que, por sua vez, aponta para o potencial altamente osteocondutor do material de enxerto (Sculean et al. 2004a).

OsteoGraf/NR (CeraMed Dental, LLC, Lakewood, CO) é uma forma pura e natural de hidroxilapatite, o principal componente mineral do esmalte dentário e do osso.

O OsteoGraf/N é totalmente biocompatível e remodela-se em osso vital ao mesmo ritmo que o osso do hospedeiro. O OsteoGraf^zN é o único xenoenxerto que cumpre todas as normas ASTM relativas à "Composição de osso anorgânico para implantes cirúrgicos (F1581-95)". O produto é hidrofílico - consistência coesa quando hidratado. É fabricado sob a forma de partículas radiopacas e arredondadas e está disponível em dois tamanhos de partículas:

- **OsteoGraf/N-300** (250-420 mm) embalado em frascos de 1 g e 3 g
- **OsteoGraf/N-700** (420-1.000 mm) embalado em frascos de 1 g e 3 g

Um produto regenerativo único é o *PepGen P-15R* (Dentsply Friadent, Mannheim, Alemanha), um osso bovino calcinado (1.100°C; hidroxiapatite) revestido com um pentadecapeptídeo (P-15, uma parte da sequência do colagénio).

Está disponível como granulado com um tamanho de partícula de 0,25-0,42 mm e é utilizado em aplicações dentárias (Tadic e Epple 2004).

XENOENXERTO ÓSSEO ANORGÂNICO DERIVADO DE PORCELANA

Uma réplica natural do osso autólogo, OsteoBiolR Gen-Os (Tecnoss Dental, Turim, Itália) conserva as mesmas estruturas íntimas (matriz e forma porosa) e apresenta uma elevada atividade osteocondutora (Fig.).

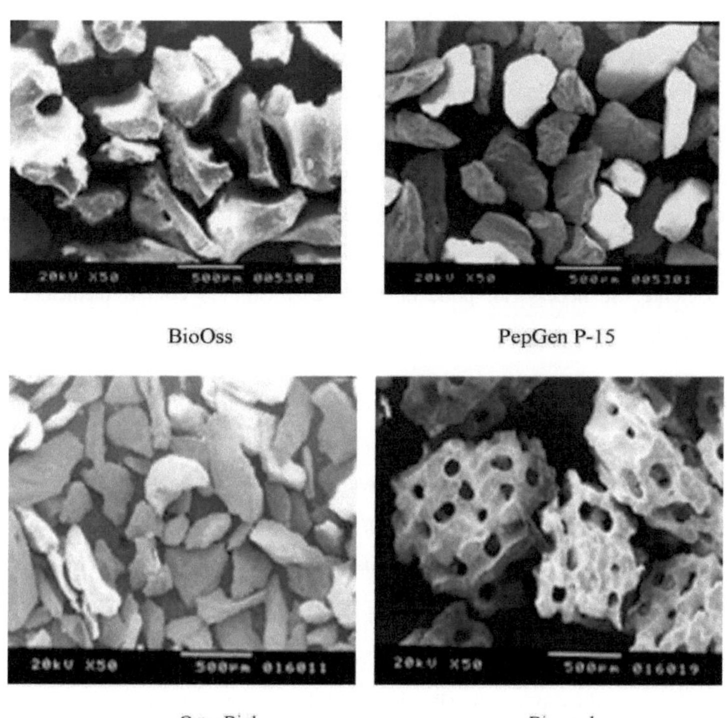

Morfologia das amostras granulares comerciais: (a) Bio-Oss®, (b) PepGen P-15®, (c) OsteoBiol® e (d) Biocoral®. As imagens SEM mostram diferentes formas e caraterísticas estruturais para vários materiais particulados.

É biocompatível e biodisponível, tal como reconhecido pelos testes efectuados de acordo com o método ISO 10993 realizado na Universita degli Studi di Torino. Gen-Os é gradualmente reabsorvível e fornece suporte na neoformação óssea, ajudando a preservar a forma e o volume originais do enxerto (propriedade osteocondutora).

Além disso, graças ao seu conteúdo em colagénio, o produto facilita a coagulação sanguínea e a subsequente invasão de células reparadoras e regenerativas, favorecendo a restituição ad integrum do osso em falta. Devido à sua marcada "hidrofilia", pode funcionar como veículo para medicamentos e fármacos selecionados. O Gen-Os deve ser sempre hidratado e bem misturado com algumas gotas de solução fisiológica estéril para ativar a sua matriz de colagénio e aumentar a sua adesividade; pode também ser misturado com OsteoBiol Gel ou com sangue do paciente. Se necessário, pode também ser misturado com o medicamento selecionado para a cirurgia.

O Gen-Os expande-se até 50% em volume após hidratação com solução salina estéril: o colagénio hidratado contido em cada grânulo também aumenta sensivelmente a adesividade do biomaterial (http://www.osteobiol.com/products.php). O tamanho das partículas do produto comercializado é de 250-1.000 mm e a sua porosidade é de 33% (Figueiredo et al. 2010).

O material mostrou bons resultados clínicos quando utilizado para o aumento da crista alveolar e do seio maxilar (Pagliani et al. 2010; Barone et al. 2010), como um enchimento no alvéolo pós-extrativo (Arcuri et al. 2005) e para o tratamento com implantes (Fernandez et al., 2011; Calvo Guirado et al., 2011). Estudos clínicos e histológicos sugerem que a utilização de uma mistura de gel de colagénio (OsteoBiol 0, Tecnoss) e de osso suíno colagenizado (OsteoBiol Gen Os, Tecnoss) como material de enxerto em combinação com uma lâmina cortical óssea (OsteoBiol Lamina Cortical Soft Tecnoss) pode levar ao aumento da crista alveolar ou do pavimento do seio maxilar antes ou em conjunto com a colocação de implantes (Pagliani e Volpe 2010). A histologia revelou a formação de osso novo na superfície do osso porcino, que formou pontes entre as partículas e entre as partículas e o osso pré-existente. A presença de lacunas de reabsorção recortadas e de novos osteões no interior das partículas indicou uma reabsorção/remodelação contínua das partículas.

Diferentes rácios de colagénio/osso porcino colagenado não influenciam as respostas do tecido ósseo ao osso porcino colagenado. Ambos os materiais exibiram propriedades osteocondutoras e começaram a ser reabsorvidos às 8 semanas (Nannmark e Azarmehr 2010). Não existem atualmente estudos disponíveis para o tratamento de defeitos ósseos periodontais.

CARBONATO DE CÁLCIO CORALINO

Os substitutos naturais dos enxertos de coral são derivados do exoesqueleto dos corais madrepóricos marinhos. Os investigadores começaram a avaliar os corais como potenciais substitutos de enxertos ósseos no início da década de 1970 em animais e em 1979 em seres humanos. A estrutura do coral comummente utilizado, *Porites,* é semelhante à do osso esponjoso e as suas propriedades mecânicas iniciais assemelham-se às do osso.

Os pólipos absorvem os iões de cálcio e o ácido carbónico presentes na água do mar para produzir cristais de aragonite de carbonato de cálcio, que representam 97-99% do exoesqueleto do coral. O restante é constituído por vários elementos, tais como oligoelementos que representam 0,5-1%, magnésio que varia de 0,05% a 0,2%, sódio em quantidades de 0,4-0,5%, aminoácidos que representam 0,07% e o restante é constituído por vestígios de potássio (0,02-0,03%), estrôncio, flúor e fósforo na forma de fosfato. Sabe-se que os oligoelementos presentes no coral desempenham um papel fundamental no processo de mineralização óssea e na ativação de reacções enzimáticas com as células osteóides.

O estrôncio contribui para o processo de mineralização e protege a calcificação. O flúor, presente 1,25-2,5 vezes mais no coral do que no osso, ajuda a formação óssea através dos seus efeitos na proliferação de osteoblastos. As principais diferenças entre o coral natural e o osso incluem o conteúdo orgânico e a composição mineral.

Um terço do peso total do osso é composto por componentes orgânicos, enquanto o conteúdo orgânico do coral se limita a 1-1,5%. A composição mineral do osso é principalmente hidroxiapatite e fosfato de cálcio amorfo associado a carbonato de cálcio, enquanto o coral é essencialmente carbonato de cálcio (Demers et al. 2002).

O Biocoral (Inoteb, Saint Gonnery, França) é um produto disponível no mercado. O Biocoral é um substituto de enxerto ósseo reabsorvível que pertence ao grupo *Porites* e tem uma arquitetura muito semelhante à do osso esponjoso, com uma porosidade > 45% e poros interligados com um diâmetro de 100-200 mm (Mora e Ouhayoun 1995; Yukna 1994a).

As construções de carbonato de cálcio derivadas de corais podem ser convertidas em hidroxiapatite por troca hidrotérmica (Ripamonti et al. 2009). A porosidade, especialmente a porosidade aberta, do material parece influenciar a velocidade de colonização e a taxa de reabsorção (Piattelli et al. 1997). Resultados quantitativos mostraram que quanto maior o volume de porosidade, maior foi a reabsorção do coral, bem como a nova aposição óssea (Guillemin et al. 1989).

As concavidades das matrizes biomimetizam o ciclo de remodelação do osso cortico-cancelar do primata osteónico e promovem a cascata ondulatória da indução da formação óssea (Ripamonti et al. 2009).

As partículas de biocoral *tinham um potencial osteocondutor muito elevado*, uma vez que não foi registado qualquer encapsulamento fibroso (Piattelli et al. 1997) (Fig.).

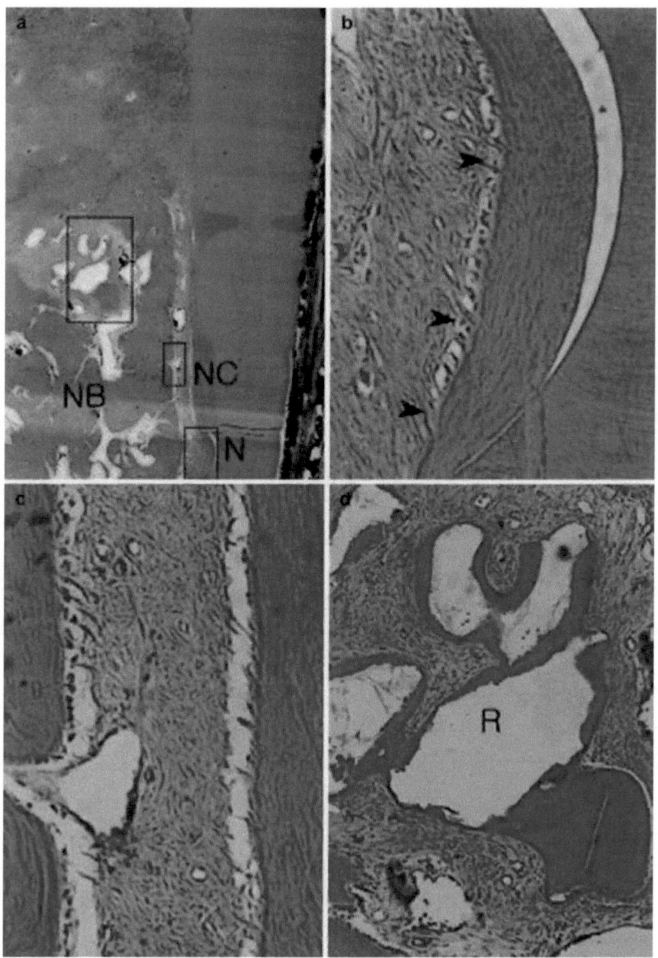

Fig. (a) Fotomicrografia do local implantado com o biomaterial derivado de coral mostrando a formação de novo osso (NB) e cemento (NC) na área do entalhe (N) (H-E, ampliação original ×20). As ampliações superiores mostram a disposição oblíqua ou perpendicular das fibras de colagénio. (b) Foi observada uma camada espessa de novo cemento com uma disposição oblíqua ou perpendicular das fibras de colagénio (pontas de setas) na área do entalhe (H-E, ampliação original ×100). (c) Um ligamento periodontal bem organizado exibindo uma nova camada de cemento mais fina foi observado mais coronalmente (H-E, ampliação original ×200). (d) Tecido osteoide recém-formado e osso com osteócitos inclusos foram depositados em torno de partículas de biomaterial derivadas de coral (R)

Ao contrário da hidroxiapatite porosa, derivada do mesmo coral por conversão térmica e tornada não reabsorvível, o carbonato de cálcio é *reabsorvível.* Quando implantado no tecido ósseo, os cristais de carbonato de cálcio reabsorvem-se gradualmente para serem substituídos por osso maduro; não se observou qualquer encapsulamento de tecido fibroso, como o registado com a hidroxiapatite (Kim et al. 1996; Piattelli et al. 1997; Gao et al. 1997; Ning et al. 2009). A degradação do Biocoral foi descrita como sendo específica da espécie: foi descrita uma degradação de 100% num período de 3 meses num modelo de tíbia de coelho (Pollick et al. 1995), enquanto no homem a maioria das partículas estava presente após um período de 6 meses (Piattelli et al. 1997).

A hidroxiapatite porosa (Interpore 200, Irvine, CA) é obtida pela conversão hidrotérmica do exoesqueleto de carbonato de cálcio do coral natural em hidroxiapatite de fosfato de cálcio (Saad AlGhamdi et al. 2010b).

Vários estudos sugeriram que um implante de coral de carbonato de cálcio bioreabsorvível melhorou significativamente a disponibilização de espaço para RFA, enquanto a formação de osso alveolar pareceu ser melhorada pela sua utilização (Wikesjo et al. 2003; Koo et al. 2005; Polimeni et al. 2004).

ENXERTOS SINTÉTICOS ALOPLÁSTICOS

Um aloplast é um material de enxerto ósseo sintético biocompatível e inorgânico. Atualmente, os aloplastos comercializados para regeneração periodontal dividem-se em duas grandes classes: cerâmicas e polímeros. O destino de um material aloplástico de enxerto ósseo depende principalmente da sua composição química, estrutura e propriedades físicas (Reynolds et al. 2010).

De acordo com Ashman (1992), um material ósseo sintético ideal deve ser:

1. Biocompatível
2. Capaz de servir de estrutura para a formação de novos ossos
3. Reabsorvíveis a longo prazo e com potencial de substituição pelo osso do hospedeiro
4. Osteogénicos ou, pelo menos, facilitam a formação de novos ossos
5. Radiopaco
6. Fácil de manipular clinicamente
7. Não apoiar o crescimento de agentes patogénicos orais
8. Hidrofílico
9. Disponível nas formas particulada e moldada
10. Ter atividade eléctrica à superfície (ou seja, estar carregado egativamente)
11. Microporosos e proporcionam uma resistência acrescida à matriz óssea regeneradora do hospedeiro e permitem a fixação biológica
12. Prontamente disponível
13. Não alergénico
14. Adaptar-se para ser eficaz numa vasta gama de situações médicas (por exemplo, cancro, traumatismos e doenças infecciosas destruidoras de ossos)
15. Ter uma superfície suscetível de ser enxertada
16. Atuar como matriz ou veículo para outros materiais (por exemplo, indutores de proteínas ósseas, antibióticos e esteróides)
17. Têm uma elevada resistência à compressão

POLÍMEROS DE POLIMETILMETACRILATO E DE POLIHIDROXILETILMETACRILATO (PMMA-PHEMA)

Os polímeros apresentam algumas opções que os outros grupos não apresentam. Tal como muitos outros polímeros, os potenciais candidatos a substitutos de enxertos ósseos apresentam diferentes propriedades físicas, mecânicas e químicas. Os polímeros utilizados atualmente podem ser vagamente divididos em polímeros naturais e polímeros sintéticos. Estes, por sua vez, podem ainda ser divididos em tipos degradáveis e não degradáveis (Nandi et al. 2010).

Atualmente, um polímero microporoso biocompatível contendo polimetilmetacrilato (PMMA), polihidroxiletilmetacrilato (PHEMA) e hidróxido de cálcio está disponível como material de enxerto ósseo para o tratamento de defeitos periodontais (HTRTM Synthetic Bone - Bioplant, Norwalk, CT). Este compósito é preparado a partir de um núcleo de PMMA e PHEMA com um revestimento de hidróxido de cálcio (Reynolds et al. 2010).

Forma apatite de carbonato de cálcio quando é introduzido no corpo e interage com a medula hemorrágica (Gross 1997).

As propriedades do polímero PMMA-PHEMA incluem uma hidrofobicidade acentuada que facilita a hemostase, uma microporosidade extensa (tamanho de poro entrelaçado de 150-350 mm, o que resulta numa porosidade do material de 2030%), biocompatibilidade, uma resistência à compressão importante (50 000-60 000 psi) e uma carga de superfície negativa (-8 a -10 mV), que se acredita impedir o desenvolvimento de infecções (Ashman 1988). O polímero é hidrofílico e osteofílico, o que supostamente ajuda na estabilização do coágulo de cicatrização (Reynolds et al. 2010).

A sua hidrofilicidade aumenta a coagulação e a carga negativa da superfície das partículas permite a aderência ao osso. Parece servir como um suporte para a formação óssea quando em contacto próximo com o osso alveolar (Nasr et al. 1999).

O polímero PMMA-PHEMA não produz uma resposta inflamatória ou imunitária após um contacto prolongado com osso ou tecidos moles (Ashman e Moss 1977).

Foram comunicadas evidências histológicas de formação de novo osso em partículas de PMMA-PHEMA (Stahlet al. 1990; Froum 1996; Al Ruhaimi 2001; Haris et al. 1998). As respostas histológicas variaram desde o aumento do fecho por adesão epitelial até à nova ligação de magnitude variável. Na periferia de algumas partículas, estava presente uma formação óssea limitada. O leito alveolar estava a remodelar, por vezes rodeando partículas específicas (Stahl et al. 1990). Froum (1996) demonstrou que as partículas de PMMAPHEMA estavam presentes e rodeadas por tecido conjuntivo ou osso. O PMMA-PHEMA parece servir como um suporte para a formação de novo osso quando em contacto próximo com o osso alveolar.

Mais estudos clínicos forneceram provas da eficácia deste material de enxerto polimérico na melhoria dos parâmetros clínicos no tratamento de furcações e defeitos intra-ósseos, em relação ao desbridamento com retalho aberto (Shahmiri et al. 1992; Yukna 1990, 1994b; Yukna 1994b).

MATRIZ DE DENTINA DESMINERALIZADA (DDM)

O componente orgânico da dentina, que representa aproximadamente 20% do peso da dentina, é principalmente colagénio tipo I, um componente do osso. A dentina também contém proteínas morfogenéticas ósseas (BMPs), que promovem a diferenciação de células estaminais mesenquimais em condrócitos, aumentando assim a formação óssea, proteínas não colagénicas como a osteocalcina e a osteonectina, que têm sido implicadas na calcificação e proteínas específicas da dentina, incluindo a fosfoproteína da dentina, também conhecida como fosforina, e a sialoproteína da dentina (Yagihashi et al. 2009; Kawai e Urist 1989; Feng et al. 1998; Ritchie et al. 1998).

Estudos de várias dentinas desmineralizadas de mamíferos mostraram que são biocompatíveis, são capazes de induzir a diferenciação de células mesenquimatosas indiferenciadas em células osteogénicas e, assim, a formação de osso e cartilagem, e são reabsorvidas durante o processo de remodelação óssea (Reddi e Huggins

1973; Inoue et al. 1986a, 1986b; Ihoki 1991; Muramatsu et al. 1993).

Apenas um estudo avaliou o efeito de implantes de dentina desmineralizada alogénica na regeneração e cicatrização óssea no tratamento de defeitos periodontais infra-ósseos (Movin et al. 1982). Os defeitos foram classificados como defeitos ósseos de duas paredes e defeitos ósseos combinados de três e duas paredes. Durante a cicatrização, não foram observados sinais clínicos de rejeição dos implantes de dentina, mas a cicatrização dos tecidos moles foi atrasada, provavelmente devido a uma reabsorção lenta dos implantes de dentina. Não foi possível obter provas conclusivas relativamente à capacidade da dentina desmineralizada alogénica para induzir a fixação de novo tecido conjuntivo.

HIDROXILAPATITE (HA)

A hidroxiapatite sintética, Ca10(PO4)6(OH)2, está disponível há mais de 30 anos. É o principal mineral encontrado no osso. A hidroxiapatite sintética pode ser encontrada como porosa ou não porosa e em formas cerâmicas ou não cerâmicas (Kuo et al. 2007).

As HAs apresentam uma biocompatibilidade notável com pouca resposta inflamatória quando implantadas em tecidos conjuntivos e ósseos (Froum et al. 1982; Beckham et al. 1971; Jarcho et al. 1977; de Putter et al. 1983).

Os estudos histológicos (Froum et al. 1982; Sapkos 1986; Stahl e Froum 1987) demonstraram que a cicatrização ocorreu frequentemente com o encapsulamento dos materiais de enxerto de HA no tecido conjuntivo, sem indicação de nova ligação periodontal, osteogénese ou cementogénese, nos tecidos do hospedeiro adjacentes às partículas de enxerto. A cicatrização foi caracterizada principalmente pela formação de um epitélio juncional longo. O material de enxerto actuou, portanto, como um corpo estranho biocompatível dentro do tecido gengival (Fig. 2.13).

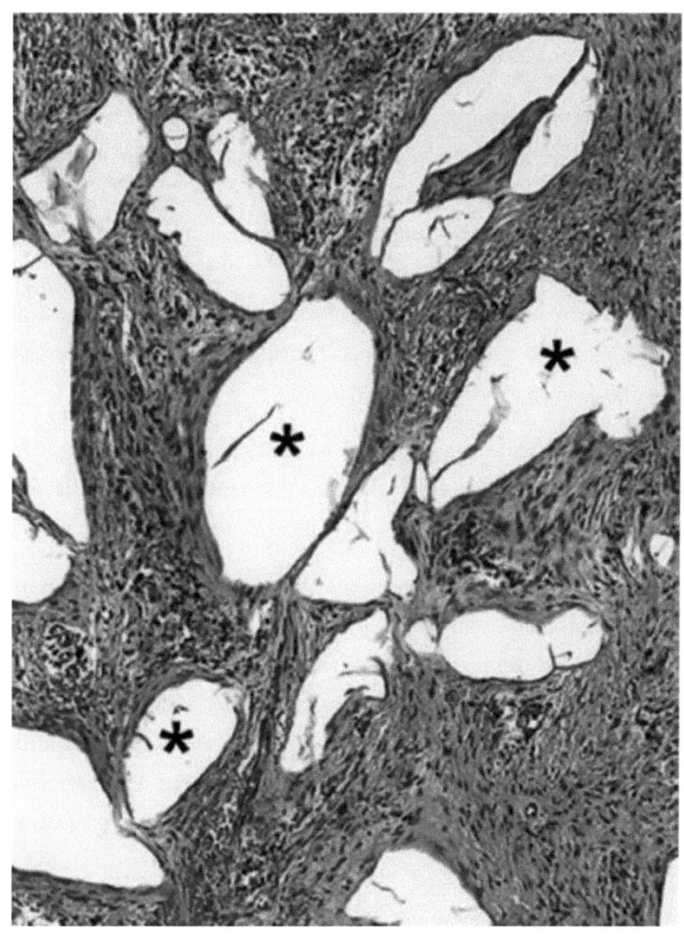

Micrografia de luz que demonstra o encapsulamento fibroso de um material aloplástico de substituição óssea (asteriscos). Não existe qualquer formação de osso novo (secção de parafina corada com hematoxilina e eosina) (Bosshardt e Sculean 2009) (Reimpresso com autorização de John Wiley & Sons)

As vantagens da utilização da hidroxiapatite são:

(1) A imunorreação pode ser ignorada;
(2) as alterações morfológicas pós-operatórias e as diminuições de volume não ocorrem se os blocos pequenos e as aparas forem adequadamente embalados durante a cirurgia;
(3) a adsorção pós-operatória de hidroxiapatite, caso exista, é ligeira e lenta e é substituída por osso; e
(4) A fixação do cimento efectuada sobre uma camada de partículas de hidroxiapatite evita a influência nociva das partículas de desgaste de polietileno na interface do cimento.

As desvantagens clínicas das partículas de hidroxiapatite são o facto de tenderem a não permanecer no local da hemorragia e de a restauração óssea ser relativamente lenta dentro do conjunto de partículas (Oonishi et al. 1997).

Foram registados resultados clínicos positivos semelhantes quando os enxertos de AH foram comparados com aloenxertos ósseos em lesões verticais humanas. Bowen et al. (1989) não registaram qualquer diferença significativa em qualquer uma das medições dos tecidos moles quando o osso liofilizado descalcificado (DFDBA) e o AH foram comparados. No entanto, ambas as modalidades de tratamento reduziram a profundidade da bolsa e demonstraram um ganho nos níveis de inserção clínica. Registaram-se 2,2 mm de reparação óssea com DFDBA e 2,1 mm com HA.

Estes valores corresponderam a uma percentagem de preenchimento de defeitos de 61% para o DFDBA e 53% para o HA. Estes valores também não foram estatisticamente diferentes (Bowen et al. 1989).

Não foi registada qualquer diferença significativa na utilização do esqueleto de coral natural ou da hidroxiapatite porosa para o tratamento de defeitos ósseos periodontais de 1, 2 paredes ou combinados para os parâmetros clínicos (profundidade de sondagem clínica, fixação clínica, recessão gengival, preenchimento ósseo, % de preenchimento ósseo e remodelação da crista). Foram revelados efeitos benéficos da utilização de cada um dos biomateriais (57,4% para o esqueleto de coral natural, 58,1% para a hidroxiapatite porosa, $P < 0,86$) em oposição ao desbridamento simples (22,2%; $P < 0,002$; $P < 0,004$) (Mora e Ouhayoun 1995).

Existem várias formas disponíveis de hidroxilapatite:

1. **A forma cerâmica policristalina de HA pura e densamente sinterizada** não é reabsorvível, é osteocondutora, tem uma microporosidade baixa e actua principalmente como enchimento biocompatível inerte (Aichelmann-Reidy e Yukna 1998) (Fig. 2.14). É preparada em partículas de tamanho relativamente grande (18-40 mesh) na maioria das preparações aloplásticas disponíveis no mercado: Calcitite (20-40 Mesh (420- 840 mm) e 40-60 Mesh (250-420 mm)) (Calcitek, Inc., Carlbad, CA), OsteoGraf/D300 (tamanho de partícula 250-420 mm) ou OsteoGraf/D700 (tamanho de partícula 420-1.000 mm) (CeraMed Corp., Lakewood, CO).

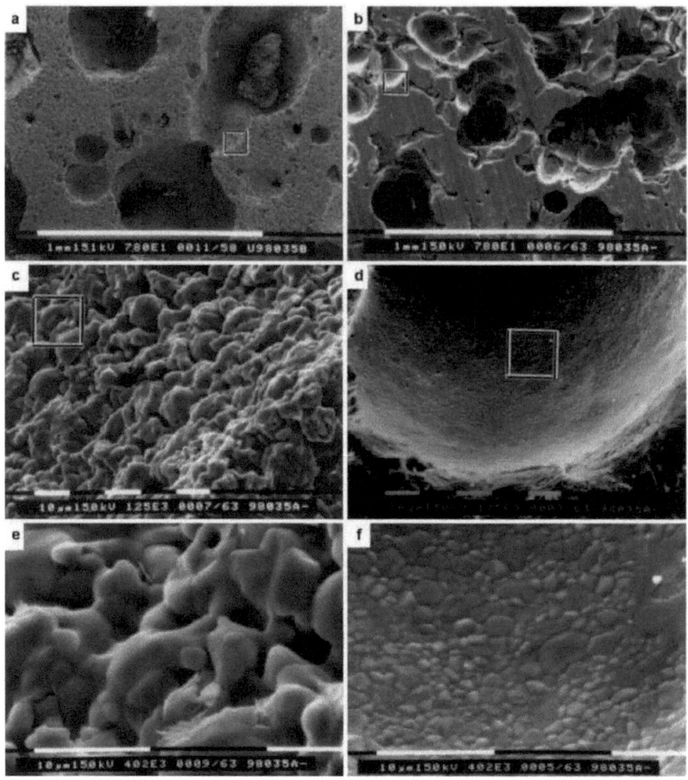

Observação por microscopia eletrónica de varrimento de uma cerâmica HA osteoindutora (S-HA) e de uma cerâmica HA não osteoindutora (J-HA). Note-se os microporos na HA osteoindutora e a ausência de microporos (a parede densa) na HA não osteoindutora (c) ampliação do quadrado em (a); (e) ampliação do quadrado em (c); (d) ampliação do quadrado em (b); (f) ampliação do quadrado em (d). Tal como descrito pelo fabricante, S-HA: varetas de cerâmica de hidroxiapatite, 05 × 6 mm, tamanho médio dos poros de 400 mm, porosidade de 60-70%, sinterizadas a 1.100°C, preparadas pela Sichuan Union University (gdu, China); J-HA: varetas de cerâmica de hidroxiapatite, 03,5 × 8,5 mm, fornecidas pela Mitsubishi Ceramic Int. (Japão), com um tamanho médio dos poros de 200 mm, uma porosidade de 70% e sinterizadas a 1.200°C

2. **A hidroxilapatite coralina porosa não reabsorvível** é uma réplica do esqueleto de um coral marinho, o Porites. Depois de os componentes orgânicos do coral terem sido removidos, a aragonite do esqueleto do coral é convertida em HA por tratamento com um fosfato de amónio a temperatura e pressão elevadas.

Esta hidroxilapatite é formada por pequenos cristais em contraste com os grandes cristais fundidos encontrados nas formas sinterizadas ou semelhantes a cerâmica da HA artificial (Kenney et al. 1985).

Estudos histológicos em humanos revelaram ossificação nos poros da hidroxilapatite, ao longo do seu revestimento interno com bandas de osso que variam em largura de 20 a 150 mm (Carranza et al. 1987). A ossificação dos poros do implante e da periferia do implante, logo aos 3 meses após a implantação, tornou-se pronunciada 12 meses após a colocação (Stahl e Froum 1987). Estes resultados fornecem provas de que o AH poroso tem a capacidade de facilitar a osteogénese dentro da estrutura porosa do implante quando colocado em defeitos periodontais humanos (Kenney et al. 1986). É comercializado com diferentes nomes comerciais, como Interpore 200 (Interpore International, Irvine, CA) e Pro-Osteon 500R (Interpore Cross International, Irvine, CA, EUA).

3. **A hidroxilapatite não cerâmica reabsorvível** é altamente microporosa, não sinterizada (não cerâmica), composta por pequenas partículas de 300-400 mm (35-60 mesh), com uma taxa de reabsorção controlada e previsível. À medida que o material é reabsorvido, actua como um reservatório mineral e induz previsivelmente a formação de novo osso através de mecanismos osteocondutores. O material parece ser muito biocompatível em tecidos duros e moles (Wagner 1989).

É comercializado com diferentes nomes comerciais, como Osteogen R (Impladent, NY, EUA), OsteoGraf/LD-300 (as partículas têm dimensões entre 250 e 420 mm) (CeraMed Corp., Lakewood, CO) e CeraboneR (Coripharm GmbH & Co. KG, Dieburg, Alemanha).

4. **Hidroxiapatite nanocristalina (NHA).** Os investigadores descobriram que a

hidroxiapatite nanoparticular não só proporciona os benefícios das hidroxiapatites tradicionais, como também é reabsorvida (Kuo et al. 2007). Estudos experimentais preliminares mostraram que as cerâmicas nanométricas podem representar uma classe promissora de substitutos de enxertos ósseos devido às suas propriedades osseointegrativas melhoradas e à reabsorção completa do material no espaço de 12 semanas, sendo reabsorvido por osteoclastos (Thorwarth et al. 2005; Chris Arts et al. 2006; Laschke et al. 2007). A NHA exibiu uma boa biocompatibilidade comparável à do osso esponjoso, como indicado pela ausência de ativação de leucócitos venulares após a implantação (Laschke et al. 2007) e pode promover a proliferação e diferenciação osteogénica de células do ligamento periodontal (Kasaj et al. 2008a; Sun et al. 2007). Os espécimes de biópsia recolhidos em diferentes intervalos de tempo de pacientes humanos com vários tipos de fracturas revelaram que a pasta de hidroxiapatite nanocristalina estudada mostrou uma boa incorporação de tecido e regeneração óssea: tecido ósseo cortical e esponjoso bem estruturado com fibrose focal do espaço medular. Foi possível observar cicatrização óssea e ramificações de osso trabecular entre as partículas do implante.

Em todos os espécimes, a nova formação óssea foi claramente visível, começando com a deposição de osteoide diretamente sobre o material de substituição e mineralização secundária na presença de camadas de células semelhantes a osteoblastos (Huber et al. 2006; Huber et al. 2008). Estudos histológicos de defeitos periodontais intra-ósseos tratados com NHA revelaram, após 7 meses, uma reabsorção quase completa do enxerto. A cicatrização foi caracterizada pela formação de novo tecido conjuntivo ou de longa ligação epitelial. O novo cemento e o novo osso variaram de 0 a 0,86 mm e de 0 a 1,33 mm, respetivamente (Horvath et al. 2009).

Uma pasta pronta a usar numa seringa, disponível sob o nome Ostim™ (Heraeus Kulzer, Hanau, Alemanha) (NHA), pasta sintética de hidroxiapatite nanocristalina (NHA) contendo 65% de água e 35% de partículas de apatite nanoestruturadas foi recentemente introduzida no mercado. As vantagens deste material são o contacto estreito com os tecidos circundantes, as caraterísticas de reabsorção rápida e o grande número de moléculas na superfície (Schwarz et al. 2006a; Kasaj et al. 2008a) (Fig.).

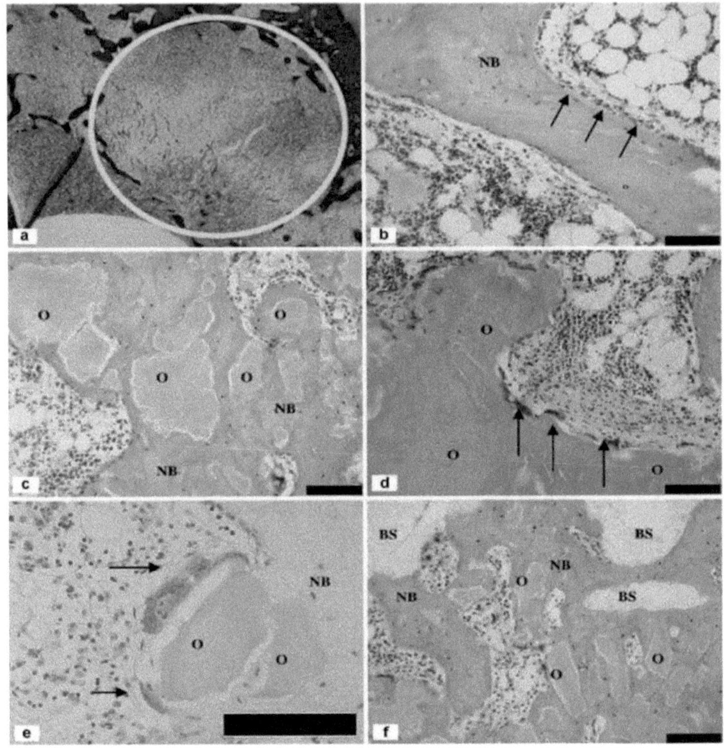

A utilização de uma pasta de hidroxiapatite nanocristalina bioreabsorvível no enxerto de impactação óssea acetabular. Resultados histológicos: (a) Secção de um defeito vazio após 8 semanas. Os limites do defeito estão assinalados com um círculo (+ representa 5,5 mm). (b) Formação de osso novo (NB) num remanescente de enxerto ósseo (BG) com osteoblastos a revestir o enxerto ósseo (setas) (c) Áreas de Ostim não reabsorvido (O) integradas em osso novo (NB). (d) Osteoclastos (setas) contra ilhas de Ostim (O). (e) A coloração com TRAP confirmou a presença de osteoclastos (setas) no Ostim (O). (f) Novo osso (NB) osseointegrado com Ostim (O) e grânulos TCP-HA (BS). Escala de barras B-F 0,1 mm

Os cristais de HA em forma de agulha formam aglomerados na microscopia eletrónica de transmissão (Fig.).

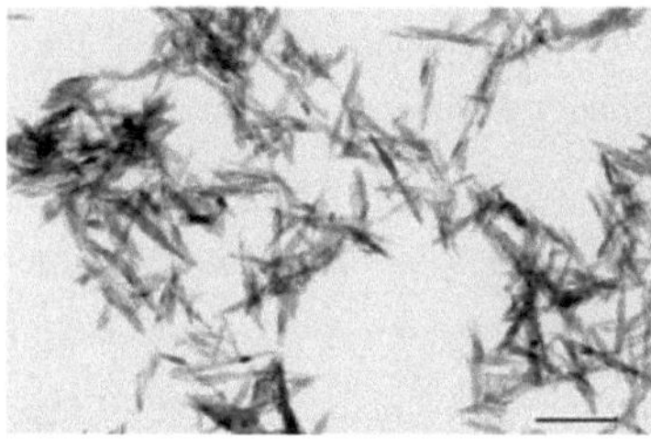

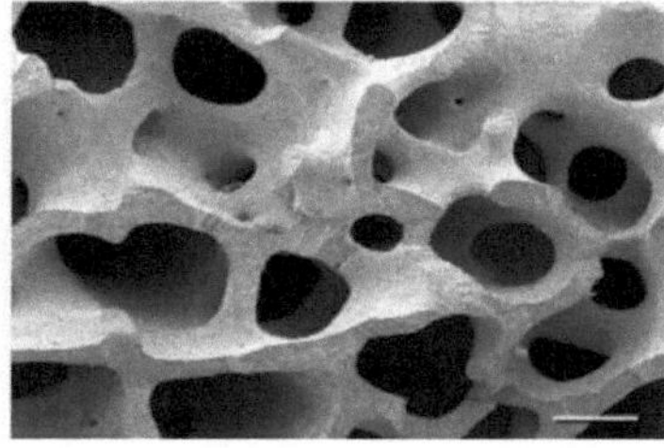

Fig. Imagem SEM do Ostim® (a) e imagem REM do Cerabone® (b). Ostim é uma pasta viscosa, que contém cristais de hidroxiapatite nanométricos de fase pura como uma suspensão em água (a). Em contraste, os grânulos de Cerabone são sintetizados a partir de uma cerâmica de hidroxiapatite sólida (trifosfato de hidróxido de pentacálcio) com um tamanho de poro de ~0,1-1,5 mm (b). Barras de escala: A = 250 mm; B = 350 mm (Laschke et al. 2007)

O tamanho médio dos cristais é de 100 nm/20 nm/3 nm, a relação atómica do cálcio e do fósforo é de 1,67. A pasta de Ostim não endurece após a aplicação no osso e não sofre aquecimento endotérmico. Caracteriza-se por uma grande área de superfície específica bioactiva de 106 m2/g. A seringa Ostim na embalagem duplamente esterilizada pode ser utilizada para aplicar a pasta no defeito ósseo diretamente ou através de aplicadores (Huber et al. 2006). A NHA provou ser útil para procedimentos de aumento em defeitos ósseos (Moghadam et al. 2004; Thorwarth et al. 2005), nas lesões de peri-implantite (Schwarz et al. 2006a; Schwarz et al. 2008; Schwarz et al. 2009) e defeitos periodontais intra-ósseos (Kasaj et al. 2008a; Horvath et al. 2009; Heinz et al. 2010).

5. **Biomaterial fluorohidroxiapatita (FHA).** A arquitetura natural de algumas algas calcificadas oferece uma superfície semelhante à do osso (Kasperk et al. 1988) Damien e Revell 2004. O biomaterial poroso FRIOSR AlgiporeR (Friadent GmbH,

Mannheim, Alemanha), disponível no mercado, é fabricado a partir de algas marinhas calcificadas *(Corallina officinalis).* As partículas contêm um sistema de poros com um diâmetro médio de 10 mm que é periodicamente septado (intervalo médio de 30 mm) e microperfurado interconectivamente (diâmetro médio das perfurações de 1 mm). Cada poro é limitado por uma camada de pequenos cristalitos de FHA com um tamanho de 25-35 nm (Fig. 2.19). A impressão de uma textura de bicamada das paredes resulta do contacto das camadas de poros adjacentes (Schopper et al. 2003). Este material é biocompatível, osteocondutor e tem uma propriedade adicional desejável de ser lentamente reabsorvível e substituído por osso recém-formado (Ricci et al. 1992; Schopper et al. 2003; Ewers et al. 2004; Klongnoi et al. 2006).

As investigações clínicas demonstraram bons resultados no aumento do seio maxilar (Ricci et al. 1992; Schopper et al. 2003; Klongnoi et al. 2006; Lee et al. 2009). Num modelo animal, sugerem que as partículas de C-Graft fornecem um suporte para a regeneração de novo osso e cemento em defeitos ósseos periodontais em cães (Nakanishi et al. 2009).

O BiostiteR (Vebas s.r.l., S. Giuliano Milanese, Itália) é uma mistura de HA sintética (88,0%, granulometria de 160-200 mm, porosidade total de 60%), colagénio equino de tipo I (9,5%) e sulfato de condroitina (2,5%). Quimicamente, as partículas de Biostites demonstraram uma fase principal representada por HA sintética policristalina (^{3}99%), pouca presença de fosfato b-tricálcico e CaO (£1%) e um rácio Ca-P que varia entre 1,665 e 1,697 (Scabbia e Trombelli 2004).

O material demonstrou ser altamente biocompatível e osteocondutor (Benque et al. 1985; Serre et al. 1993), bem como ativamente reabsorvível (Parodi et al. 1996). Foi demonstrado que o BiostiteR pode afetar diretamente os osteoblastos, aumentando a expressão dos genes condro/osteogénicos e as vias de sinalização relacionadas com o citoesqueleto, o que pode contribuir para a sua eficácia clínica (Sibilla et al. 2006). Estudos clínicos demonstraram efeitos favoráveis do BiostiteR na melhoria da fixação e da profundidade de sondagem quando utilizado para o tratamento de defeitos intra-ósseos, semelhantes aos obtidos com um xenoenxerto anorgânico (Bio-OssR, Geistlich Pharma AG, Wolhusen, Suíça) (Scabbia e Trombelli 2004).

Os materiais aloplásticos bifásicos produzidos por sinterização de hidroxiapatite (HA) e fosfato tricálcico incluem CalcitecR Inc. (Austin, TX), OsteogenR (Impladent Ltd, Holliswood, NY), TricosR (Baxter, Berna, Suíça), MBCP (Biomatlante, Vigneux de Bretagne, França), CeraformR (Teknimed SA, Vic-en Bigorre, França) e Bone CeramicR (Straumann, Basileia, Suíça).

CIMENTO DE FOSFATO DE CÁLCIO (CPC)

Entre os materiais utilizados para a regeneração de ossos e tecidos, os cimentos de fosfato de cálcio estão a ganhar especial interesse devido à sua natureza biomimética e à sua potencial utilização como sistemas de libertação controlada (Quadro 2.4). Estes cimentos são preparados através da mistura de uma fase líquida com uma fase sólida para criar uma pasta trabalhável que se fixa num material sólido (Ambard e Mueninghoff 2006;

Tamimi et al. 2008; Burguera et al. 2008). O CPC injetável exigiu uma manipulação mínima para preencher e moldar a parede do defeito, em comparação com a colocação de uma membrana com o procedimento GTR (Shirakata et al. 2007). Infelizmente, tem sido referido que os CPCs sofrem de alguns problemas, tais como o tempo de presa prolongado e a incapacidade de presa na presença de sangue. Recentemente, foram desenvolvidos novos cimentos melhorados, especialmente adequados para o preenchimento de defeitos peri-implantares e periodontais. Estes cimentos têm um tempo de presa curto (cerca de 10 minutos), uma biodegradação rápida e a possibilidade de serem aplicados com uma seringa (Comuzzi et al. 2002). Foram também desenvolvidos cimentos de fosfato de cálcio pré-misturados (Xu et al. 2007).

Os exames histológicos e histomorfométricos confirmaram a excelente biocompatibilidade óssea e as propriedades osteocondutoras do cimento CaP utilizado. O material não evocou qualquer resposta inflamatória, mas favoreceu a formação de novo osso comparável ao enxerto ósseo autólogo (Aral et al. 2008; Yuan et al. 2000) (Fig. 2.20). Este material foi utilizado como uma barreira bioabsorvível para regeneração tecidular guiada em defeitos periodontais (AlGhamdi et al. 2010b). Os modelos animais revelaram que o CPC tem uma elevada biocompatibilidade e tem a capacidade de atuar como um suporte estável para a formação óssea e proporcionar um espaço adequado para a regeneração dos tecidos periodontais (Fujikawa et al. 1995; Shirakata et al. 2002; Hayashi et al. 2006; Shirakata et al. 2007; Sugawara et al. 2008; Lee et al. 2010). Além disso, in vivo, cura numa apatite carbonatada osteocondutora com caraterísticas químicas e físicas semelhantes à fase mineral do osso, que é subsequentemente substituída por osso natural (Shirakata et al. 2008; Constantz et al. 1995; Cohen e Whitman 1997; Elder et al. 2000). A reabsorção de cerâmicas de fosfato de cálcio ocorre por dissolução ou é mediada por células, por exemplo, por células gigantes de corpo estranho e osteoclastos (Aral et al. 2008; Yuan et al. 2000). A rápida reabsorção do material residual é desejável para evitar o risco de infeção e aumentar a quantidade de tecido periodontal regenerado.

Em consonância com isto, os resultados histológicos indicaram que, quando foram efectuados orifícios no CPC endurecido, a reabsorção da massa de CPC melhorou, supostamente através do aumento da área de superfície do material e permitindo um maior fornecimento vascular (Shirakata et al. 2002). Estudos experimentais propuseram as TPC como um enxerto adequado para a reparação de perfurações radiculares (Noetzel et al. 2006), aumento do seio maxilar (Aral et al. 2008), como preenchimento de defeitos ósseos em redor de implantes orais (Comuzzi et al. 2002) e no aumento do rebordo alveolar (Sato et al. 2009). Quando a CPC foi utilizada em estudos humanos para reparação do osso periodontal, a mobilidade dentária resultou em fratura precoce e eventual esfoliação dos implantes rígidos e frágeis (Brown et al. 1998; Xu et al. 2002).

Foram obtidos resultados controversos em estudos clínicos, sendo os CPC significativamente melhores do que os grânulos de cerâmica de hidroxiapatite (Rajesh et al. 2009) ou não demonstrando quaisquer resultados clínicos superiores para o CPC em comparação com o OFD quando utilizado no tratamento de defeitos periodontais intra-ósseos (Shirakata et al. 2008). Recentemente, Mellonig et al. (2010) avaliaram os resultados clínicos e histológicos de um cimento ósseo de fosfato de cálcio no tratamento de defeitos intra-ósseos periodontais humanos. Aos 6 meses, os resultados demonstraram que todos os defeitos resultaram numa redução da profundidade de sondagem e num aumento do nível de inserção clínica. No entanto, nenhum local mostrou regeneração periodontal e não houve formação de novo osso. O novo cemento e o tecido conjuntivo estavam limitados a 0,2 mm ou menos. Foram observados grandes depósitos de cimento ósseo encapsulados em tecido conjuntivo (Mellonig et al. 2010).

Nos últimos anos, foram desenvolvidos e estudados muitos cimentos de fosfato (Quadro 2.5). Os componentes mais comuns, para além do fosfato tetracálcico, do fosfato dicálcico di-hidratado ou anidro, são o fosfato monocálcico mono-hidratado e anidro, o fosfato octacálcico, o fosfato tricálcico, a hidroxiapatite e a fluorapatite, com diferentes aditivos como carbonatos, sulfatos ou óxidos metálicos. A água, as soluções contendo cálcio ou fosfato, os ácidos orgânicos ou as soluções aquosas de polímeros são utilizados como líquidos de cimento. O papel principal do líquido é fornecer um veículo para a dissolução dos reagentes e precipitação dos produtos, embora possa por vezes conter um reagente para as reacções de endurecimento do cimento (Noetzel et al. 2006). Foi desenvolvido um CPC não rígido e de elevada resistência através da incorporação de fosfato de tetracálcio e quitosano, um biopolímero natural elastomérico e biocompatível, no CPC convencional (Xu et al. 2002; Xu et al. 2006). O pó da Augmentech AT (Wetzlar, Alemanha) é constituído por fosfato tricálcico (TCP), fosfato de magnésio, hidrogenofosfato de magnésio e carbonato de estrôncio.

O líquido é uma solução aquosa de hidrogenofosfato de diamónio (Noetzel et al. 2006). O NorianR PDC™ (Shofu Inc., Quioto, Japão) é injetável, moldável, de endurecimento rápido, bioabsorvível e tem uma elevada resistência à compressão. É composto por uma mistura de pó composta por fosfato a-tricálcico (a Ca3[PO4]2), fosfato monocálcico mono-hidratado (Ca[H2PO4]2 · H2O) e carbonato de cálcio (CaCO3) misturado com uma solução de fosfato de sódio. Começou a endurecer a uma temperatura e pH fisiológicos, e a resistência à compressão final foi de 55 MPa (em comparação com 1,9 MPa para o osso esponjoso). O seu diâmetro de poro era de 300 A. O pó e o líquido são adicionados separadamente numa cápsula estéril e têm de ser misturados dentro da cápsula utilizando um aparelho semelhante a um misturador de amálgama durante 20 s. O CPC misturado deve ser injetado nos defeitos no prazo de 5 min (Shirakata et al. 2008). O Norian PDC é bioabsorvível e é fornecido sob a forma de uma cápsula composta por pó e líquido. Quando a pasta endurece, é moldável e pode ser injectada no prazo de 5 minutos. O Norian PDC endurecido tem uma resistência mecânica à compressão suficiente para ser mantido no defeito por si só, sem a utilização de uma membrana. Após a solidificação, o CPC pode atuar como um mantenedor de espaço oclusivo, proporcionando espaço adequado para a regeneração óssea (Sato et al. 2009).

O fabrico de CPC é um processo versátil que produz uma variedade de pastas injectáveis feitas à medida e define materiais de cimento com diferentes propriedades físico-químicas e mecânicas. As propriedades finais do cimento dependerão das caraterísticas da fase sólida e aquosa e das condições de reação. Uma caraterística de especial interesse nos cimentos é o facto de serem intrinsecamente porosos. Têm uma percentagem importante de porosidade na gama de tamanhos nano/ submicrónicos. Embora a porosidade possa ser uma limitação para a utilização destes materiais em aplicações de elevada carga, por exemplo, a vertebroplastia, é vital para outras aplicações. Procura-se que a porosidade aumente a capacidade de reabsorção de um material e a extensão da bioatividade, aumentando a área de superfície disponível para reação. Da mesma forma, a sua porosidade inerente torna estes materiais bons suportes para sistemas de administração controlada de medicamentos (Espanol et al. 2009; Ginebra et al. 2006a, b).

A possibilidade de utilizar as CPC não só como substitutos ósseos, mas também como transportadores para o fornecimento local e controlado de fármacos, é muito atractiva e pode ser útil no tratamento de diferentes doenças esqueléticas, tais como tumores ósseos, osteoporose ou osteomielite, que normalmente requerem terapias longas e dolorosas. Ao contrário das cerâmicas de fosfato de cálcio utilizadas como sistemas de libertação de fármacos, em que os fármacos são normalmente absorvidos à superfície, nas CPCs os fármacos podem ser incorporados em todo o volume do material, adicionando-os a uma das duas fases do cimento (Fig. 2.21). Este facto pode facilitar a libertação de fármacos por períodos mais prolongados (Ginebra et al. 2006a).

Os estudos sobre a incorporação de fármacos no CPC abrangem diferentes aspectos. Em primeiro lugar, é necessário verificar se a adição do fármaco (quer na fase líquida, quer na fase sólida do cimento) não interfere na reação de presa, modificando as propriedades físico-químicas, não só em termos dos mecanismos de presa e endurecimento, mas também no que diz respeito ao comportamento reológico. Em segundo lugar, é necessário caraterizar a cinética de libertação do fármaco in vitro. Posteriormente, deve ser avaliada a eficácia do cimento para atuar como transportador de fármacos in vivo. E, por fim, deve ser avaliado o desempenho clínico do sistema de administração de fármacos (Ginebra et al. 2006a).

As CPC têm sido propostas como transportadoras de péptidos biologicamente activos, tais como antibióticos (Yu et al. 1992; Bohner et al. 1997; Blom et al. 2001) e factores de crescimento ósseo (Otsuka et al. 1994; Meraw et al. 2000; Wikesjo et al. 2002; Sorensen et al. 2004). Um estudo recente de ensaio clínico controlado, prospetivo, cego e aleatório em grande escala demonstrou que a utilização de rhPDGF-BB + b-TCP era segura e eficaz no tratamento de defeitos ósseos periodontais (Nevins et al. 2005a). A incorporação do fator de crescimento derivado das plaquetas-BB (PDGF-BB) com b-tricálcio fosfato foi aprovada pela FDA em 2004. O GEM-21 S™ é um sistema de enxerto completamente sintético para regeneração óssea e periodontal lançado em 2005. Este sistema é composto por um fator de crescimento derivado de plaquetas-BB (PDGF-BB) purificado e uma matriz de fosfato b-tricálcico (AlGhamdi et al. 2010b).

FOSFATO DE β-TRICÁLCIO (TCP)

O fosfato tricálcico é um composto poroso de fosfato de cálcio (Yamada et al. 2010). O fosfato tricálcico alfa e beta são produzidos de forma semelhante, embora apresentem propriedades de reabsorção diferentes. A estrutura cristalina do fosfato alfa tricálcico (*a-Ca3*(PO4)2 é monoclínica e consiste em colunas de catiões, enquanto o fosfato beta tricálcico tem uma estrutura romboédrica. O primeiro é formado pelo aquecimento do segundo acima de 1.180°C e resfriado ao ar para manter sua estrutura.

A forma alfa é menos estável do que a beta e forma o material mais rígido, a hidroxiapatite deficiente em cálcio, quando misturada com água (Sukumar e Drizhal 2008; TenHuisen e Brown 1998).

O β-fosfato tricálcico (β -TCP) é uma forma porosa de fosfato de cálcio, com proporções de cálcio e fosfato semelhantes às do osso esponjoso (Reynolds et al. 2010). No entanto, a resistência à compressão do TCP poroso atinge apenas l/20 do osso cortical (Gao et al. 1997; Jarcho 1981). Numerosos estudos demonstraram que o TCP de cálcio apoia a fixação, a proliferação e a diferenciação de osteoblastos e células mesenquimatosas, bem como *o crescimento ósseo* (von Arx et al. 2001; Aybar et al. 2004; Haimi et al. 2009; Jang et al. 2008; Kamitakahara et al. 2008). A cerâmica de fosfato tricálcico é *biocompatível* (Metsger et al. 1982) e *osteocondutora* (Knabe et al. 2000; Ignatius et al. 2001; Hashimoto-Uoshima et al. 1995). O(s) mecanismo(s) exato(s) pelo(s) qual(is) o b-TCP exerce osteocondutividade só recentemente foi documentado. Foi demonstrado que os osteoblastos humanos primários (HOBs) semeados nos suportes de b-TCP expressaram níveis significativamente mais elevados de genes osteogénicos, em comparação com os cultivados em plástico de cultura de tecidos; entretanto, estas células mostraram um aumento de sete vezes na expressão do gene da subunidade da integrina a2 e na ativação da via de sinalização da proteína quinase activada por mitogénio (MAPK)/cinase extracelular relacionada (ERK). Além disso, a condução osteogénica por andaimes de β-TCP foi atenuada diretamente pela inibição da MAPK/ERK ou indiretamente pelo bloqueio da via de sinalização da integrina a2b1. Parece que a estrutura β-TCP exerce osteocondutividade através da integrina a2b1 e da via de sinalização MAPK/ERK a jusante (Lu e Zreiqat 2010a, 2010b).

Do ponto de vista físico-químico, o β-TCP *é um material reabsorvível* com ³99% de pureza de fase (Tadic e Epple 2004), microporosidade total e uma estrutura de sinterização cerâmica homogénea. Assim, a matriz ideal para a formação de novo osso está disponível imediatamente após a implantação.

A bioreabsorção das cerâmicas de fosfato de cálcio é regida não só pela solubilidade dos constituintes do material, mas também pela morfologia que implica a porosidade e a estrutura dos poros (Kamitakahara et al. 2008).

Os espaços intergranulares fornecem um suporte para o crescimento de vasos sanguíneos para a nutrição das estruturas ósseas recém-formadas. Desde a fase inicial da regeneração óssea, o material é reabsorvido (Fig.).

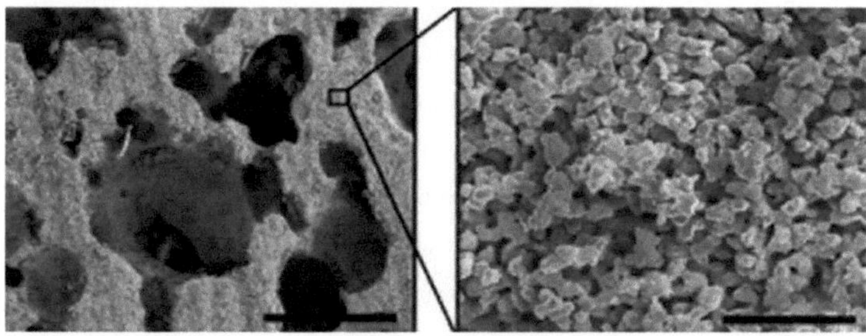

Fotografias SEM de uma cerâmica β -TCP porosa disponível no mercado

A sua propriedade de biodegradação lenta, em 24 meses o material é completamente metabolizado, harmoniza-se com o processo de formação e remodelação óssea e resulta numa deslocação do material para o osso (Ellinger et al. 1986; Artzi et al. 2004; Bokan et al. 2006; Kamitakahara et al. 2008). O mecanismo de reabsorção do β-TCP formal é controverso. Foi sugerido que o mecanismo é principalmente a dissolução em líquidos biológicos devido à ausência de osteoclastos à volta dos materiais em experiências com coelhos (Lu et al. 1998). Também se propôs que a biorreabsorção mediada por células fosse um fator predominante no processo de biodegradação do β-TCP em experiências com cães, uma vez que se observou um número considerável de células gigantes semelhantes a osteoclastos e uma abundante aposição de osso novo nos defeitos implantados com β-TCP (Renooji et al. 1985; Neamat et al. 2009).

Apesar dos resultados promissores em cirurgia ortopédica (Larsson 2010), o β-TCP forneceu evidências contraditórias em estudos de histologia animal (Levin et al. 1974; Barney et al. 1986; Wong et al. 1989; Wada et al. 1989) e humana (Baldock et al. 1985; Dragoo e Kaldahl 1983; Saffar et al. 1990; Froum e Stahl 1987; Stahl e Froum 1986). Em cães, 16 semanas após o tratamento de defeitos de três paredes criados cirurgicamente, as partículas de TCP foram ativamente reabsorvidas por células gigantes e macrófagos e foram incorporadas na nova matriz óssea (Barney et al. 1986). Foram registados resultados semelhantes em macacos, onde o TCP foi biodegradado através de fagocitose por histiócitos e células gigantes multinucleadas. As partículas residuais foram incorporadas na nova matriz óssea e apresentaram a propriedade de guiar o crescimento ósseo. Nas caraterísticas histológicas e na análise imunohistoquímica do antigénio nuclear das células em proliferação (PCNA) dos defeitos intra-ósseos em cães aumentados com *¿-TCP*, observou-se, ao fim de 3 meses, tecido osteoide com uma estrutura semelhante a uma placa e proliferação celular mesenquimal, para além de ilhas osteóides unidas por pontes. Seis meses após o implante, os grânulos *de ¿-TCP* foram substituídos por abundante osso novo semelhante a uma placa, além de células mononucleares pequenas e ovais enriquecidas com PCNA e células gigantes multinucleadas que estavam ligadas a ossos recém-formados. Não se observaram restos dos grânulos *de ¿-TCP* ao fim de 3 e 6 meses com os novos ossos semelhantes a placas e nenhum sinal histológico de reação inflamatória ou formação de granulomas de corpo estranho (Sugawara et al. 2008). Em estudos histológicos em humanos, as partículas de TCP foram encapsuladas por tecido conjuntivo fibroso, mas as partículas não estimularam o crescimento de novo osso, com partículas de enxerto residuais evidentes 18 meses após o tratamento. Embora tenha sido observado novo cemento, houve evidência limitada de nova fixação (Baldock et al. 1985; Dragoo e Kaldahl 1983; Saffar et al. 1990; Froum e Stahl 1987; Stahl e Froum 1986). Stavropoulos et al. 2010 indicaram que as melhorias clínicas (ou seja, redução da DP e ganho de CAL) obtidas após a implantação de um produto de β-TCP granular em conjunto com o desbridamento de retalho aberto de defeitos intra-ósseos periodontais foram, em parte, caracterizadas pela regeneração (embora mínima em quantidade), enquanto a maior parte da cicatrização ocorreu com a formação de um epitélio juncional longo na superfície da raiz previamente afetada. Na maioria dos espécimes, as partículas de β-TCP estavam embebidas no tecido conjuntivo, enquanto a formação de um tecido mineralizado semelhante a osso ou a cimento à volta das partículas só foi observada ocasionalmente. Em todos os espécimes, foram observadas imagens fantasma de partículas de enxerto, que apareciam como espaços vazios devido ao procedimento de descalcificação. As partículas de enxerto não pareciam ter qualquer associação aparente com a formação óssea, e a maior parte da periferia das partículas estava em contacto com tecido conjuntivo fibroso. Apenas esporadicamente se observou uma fina camada de substância mineralizada, ocasionalmente celular, em contacto direto com alguma porção da periferia das partículas, não sendo evidente a presença de osteoclastos em contacto com as partículas. A avaliação histológica indicou a formação de novo cemento celular com inserção de fibras de colagénio numa extensão variável (média: 1,9 - } 0,7 mm; intervalo: 1,2-3,03 mm) coronal à extensão mais apical da instrumentação radicular. A média de formação de novo osso foi de 1,0 - } 0,7 mm (variação: 0,0-1,9 mm) (Stavropoulos et al. 2010).

Estudos clínicos relataram melhorias nos resultados clínicos, incluindo o nível de inserção clínica, após o tratamento de defeitos periodontais intra-ósseos envolvendo a implantação cirúrgica de b-TCP (Nery e Lynch 1978; Louise et al. 1985; Detienville et al. 1986; Evans et al. 1989; Snyder et al. 1984; Strub et al. 1979; Palti e Hoch 2002; Stavropoulos et al. 2010). Stavropoulos et al. (2010) relataram uma redução média da profundidade de sondagem de 10,8 - } 2,3 mm no pré-cirúrgico para 4,6 - } 2,1 mm, e um ganho médio do nível de inserção clínica (CAL) de 5,0 - } 0,7 mm. O aumento da recessão gengival foi de 1,2 - } 3,2 mm.

Existem vários produtos de TPC disponíveis no mercado: O BioresorbR está disponível como granulado poroso (tamanho de partícula: 0,5-2 mm) principalmente para aplicação dentária. ChronosR e CerosR (Mathys, Bettlach, Suíça) são também materiais granulares com uma dimensão de partícula de 0,5-1,4 mm e tamanhos de poro de 100-500 mm (60% de volume de poro), também principalmente para aplicação dentária.

O CerasorbR (Curasan, Kleinostheim, Alemanha) está disponível como granulado poroso (tamanho dos poros >5 mm) em tamanhos de partícula de 0,05-2 mm (tamanhos de grão: 50-150 mm, 150-500 mm, 500-1.000 mm, 1.000-2.000 mm) para aplicação dentária e como blocos macroporosos maquinados para aplicações ortopédicas (Fig. 2.23). O VitossR é um granulado poroso (tamanho dos poros 10-1.000 mm; porosidade de aproximadamente 90%; tamanho das partículas 3-5 mm) para aplicação dentária (Tadic e Epple 2004). O SynthograftTM (Bicon, Boston MA, EUA) está disponível em dois tamanhos de partículas: 50-500 mm e 500-1.000 mm.

O material aloplástico bifásico é produzido através da sinterização da hidroxiapatite (HA) e do fosfato tricálcico num material quimicamente unido, com poros de tamanho superior a 100 mm (Fig. 2.24). Os aloplastos produzidos sinteticamente utilizados em implantologia dentária incluem CalcitecR Inc. (Austin, TX), OsteogenR (Impladent Ltd, Holliswood, NY), TricosR (Baxter, Berna, Suíça), MBCP (Biomatlante, Vigneux de Bretagne, França), OsteonTM (Genoss Co. Ltd., Suwon, Coreia) e Bone CeramicR (Straumann, Basileia, Suíça). No entanto, ainda não existe documentação suficiente sobre a utilidade clínica de vários destes aloplastos (Hallman e Thor 2008). O OsteonTM (Genoss Co. Ltd., Suwon, Coreia) é composto por 70% de HA e 30% de fosfato b-tricálcico (b-TCP). A HA revestida com b-TCP cria uma estrutura interligada com uma porosidade de 300-500 nm (Lee et al. 2010).

A CeraformR é uma cerâmica disponível comercialmente, fabricada pela Teknimed SA (Vic-en Bigorre, França). Este material é uma cerâmica bifásica sintética composta por 65% de HA e 35% de TCP. O material está disponível sob a forma de bloco ou granular e é esterilizado por radiação gama. O diâmetro médio do granulado situa-se entre 900 e 1200 mm (Develiog "lu et al. 2006). O BoneCeramicR é um composto de fosfato de cálcio bifásico de pureza médica:

uma mistura de 60% de hidroxiapatite, que é 100% cristalina, e 40% da forma b do TCP em forma de partículas. O material de enxerto é 90% poroso com poros interligados com 100-500 mm de diâmetro. Nery et al. (1992) sugeriram que um rácio de HA mais elevado mostrava uma formação acelerada de novo osso e novos níveis de fixação e demonstrou a superioridade da utilização de um composto destes dois materiais em relação à utilização de um dos materiais isoladamente. Este material de enxerto foi utilizado em defeitos periodontais, peri-implantares e em vários tipos de defeitos ósseos (Gauthier et al. 1999; Piattelli et al. 1996b; Shi et al. 2008; Zafiropoulos et al. 2007; Schwarz et al. 2007; Jensen et al. 2007; Sculean et al. 2008; Wang et al. 2010; Choi et al. 2010) (Fig. 2.25). A combinação do Emdogain com um substituto ósseo HA/bTCP não interferiu com o potencial regenerativo registado para o EMD e pode resultar na formação de novo cemento com um ligamento periodontal associado. No entanto, a combinação de Emdogain + HA/bTCP resultou numa formação de novo osso nula ou mínima (Sculean et al. 2008).

No entanto, foi demonstrado que o HA/b-TCP misturado com tratamentos de espongiosa autógena produziu resultados significativamente melhores do que a espongiosa autógena isolada na regeneração de tecido intraósseo (Zafiropoulos et al. 2007).

Alguns materiais aloplásticos são misturados para obter resultados superiores. O FortossR Vital (Biocomposites, Staffordshire, Reino Unido) é uma mistura de b-TCP e sulfato de cálcio (Sukumar e Drizhal 2008). Devido à atividade superficial modificada e à carga iónica, o seu comportamento osteocondutor poderá ser superior ao dos fosfatos de cálcio convencionais. Em contraste com os b-TCP convencionais, o fabrico e a aplicação deste material compósito de cálcio bifásico utilizam um processo patenteado (Zeta Potential Control, Biocomposites) para estabelecer um potencial zeta negativo. Com base neste conceito, a superfície do material será carregada negativamente num ambiente aquoso (Stein et al. 2009). O potencial zeta é um indicador eficaz da atração dos biomateriais pelos osteoblastos e pelo osso, constituindo um método in vitro útil para prever essas interações (Smith et al. 2004; Ohgaki et al. 2001). A aplicação do b- TCP e do material de sulfato de cálcio foi bem tolerada e conduziu a alterações superiores na PD e CAL em comparação com o desbridamento com retalho aberto para o tratamento de defeitos periodontais intra-ósseos. Os benefícios clínicos do BCC foram equivalentes ao osso esponjoso autógeno (Stein et al. 2009).

O TricosR é uma mistura de hidroxiapatite, fosfato tricálcico e fibrina (Hallman e Thor 2008). Nos últimos anos, têm-se concentrado esforços crescentes na compreensão dos mecanismos e factores necessários para a restauração dos tecidos periodontais, a fim de aumentar a previsibilidade da terapia regenerativa. Estes eventos são controlados por mediadores biológicos, como factores de crescimento, proteínas morfogenéticas, proteínas da MEC e outros, que são produzidos por monócitos, plaquetas e células residentes dos tecidos, como as células PDL, osteoblastos, cementoblastos e células endoteliais (Christgau et al. 2006).

Vários estudos demonstraram que a regeneração periodontal pode ser melhorada pela aplicação terapêutica de factores de crescimento específicos aos fosfatos tricálcicos, tais como o fator básico de crescimento de fibroblastos (bFGF) (Shirakata et al. 2010), o fator de crescimento/diferenciação-5 (Kwon et al. 2010) e o fator de crescimento derivado de plaquetas (PDGF).

SULFATO DE CÁLCIO

O sulfato de cálcio, geralmente conhecido como gesso de Paris ou gesso, é talvez o mais antigo material cerâmico substituto do osso. Dada a química relativamente simples do sulfato de cálcio, há menos latitude para a variação da formulação do que no caso do domínio do fosfato de cálcio.

Tradicionalmente, o pó de sulfato de cálcio hemihidratado ($CaSO4 \times 1/2H2O$) é hidratado para formar sulfato de cálcio dihidratado ($CaSO4 \times 2H2O$), sofrendo uma ligeira reação exotérmica para se fixar na forma sólida (Eppley et al. 2005).

O sulfato de cálcio é reabsorvido rapidamente, durante um período de 12 semanas, por um processo de dissolução e é substituído por osso novo (Bell 1964). A taxa de reabsorção rápida pode representar um problema potencial, porque o volume do enxerto pode não ser mantido durante um período de tempo suficientemente longo para produzir resultados de enxerto fiáveis na zona estética (Hallman e Thor 2008).

O sulfato de cálcio tem sido considerado barato, prontamente disponível, fácil de esterilizar, seguro e simples de utilizar, provocando pouca ou nenhuma reação macrofágica, não tem impacto negativo na cinética da proliferação celular (Winn e Hollinger 2000; Hogset e Bredberg 1986) e não eleva os níveis séricos de cálcio (Elkins e Jones 1988).

O material de enxerto de sulfato de cálcio com uma estrutura cristalina patenteada, descrita como um alfa-hemihidrato, actua principalmente como enchimento osteocondutor de vazios ósseos que é completamente reabsorvido à medida que o osso recém-formado se remodela e restaura as caraterísticas anatómicas e as propriedades estruturais (Nandi et al. 2010).

Embora o mecanismo exato de ação permaneça por descobrir, o sulfato de cálcio parece funcionar como uma estrutura osteocondutora reabsorvível que proporciona o enquadramento estrutural necessário para a angiogénese e a osteogénese, ao mesmo tempo que evita a invasão dos tecidos moles, actuando como um preenchimento de espaço. Foi indicado que as pastilhas de sulfato de cálcio colocadas num defeito metafisário de um animal de grande porte eram equivalentes ao osso autógeno e alogénico em termos de produção de volume ósseo e significativamente melhores do que o controlo vazio, tal como evidenciado pela microscopia eletrónica retrodifundida. Histologicamente, a qualidade do osso formado em defeitos tratados com sulfato de cálcio não foi discernível do formado quando os defeitos foram tratados com osso autógeno ou alogénico.

A resposta histológica foi caracterizada por uma conclusão relativa da formação óssea, evidenciada por osso recentemente remodelado (Peters et al. 2006). Um exemplo de enxerto de sulfato de cálcio disponível no mercado é o CapsetR,

Lifecore Biomedical, Chaska, MN. O CalFormaTM Calcium Sulfate Bone Graft Barrier é uma modificação do CapsetR Calcium Sulfate Bone Graft Barrier da Lifecore Biomedical. A modificação consiste na adição de uma pequena quantidade de um excipiente, HPMC (hidroxipropilmetilcelulose ou hipromelose), ao sulfato de cálcio acelerado, a fim de melhorar as caraterísticas de manuseamento do dispositivo quando utilizado como uma barreira sobre defeitos ósseos em aplicações dentárias (FDA 2010e). O Lifecore Biomedical CalMatrix Calcium Sulfate Bone Graft Binder (CalMatrix) é um material de sulfato de cálcio que contém gesso de Paris reabsorvível de grau cirúrgico com aproximadamente 10% de carboximetilcelulose de sódio de grau farmacêutico. CalMatrix e AllomatrixR (Wright Medical Technology, Inc) utilizam a mesma mistura de sulfato de cálcio (CS)/ CMC, exceto que Allomatrix é fornecido com matriz óssea humana desmineralizada (DBM) já misturada. O CalMatrix deve ser misturado com DBM ou outro material de enxerto ósseo pelo médico antes da aplicação (FDA 2010e). Atualmente, está disponível comercialmente sulfato de cálcio de grau médico impregnado com tobramicina (OsteosetR; Wright Medical Technology, Arlington, TN, EUA) (Sukumar e Drizhal 2008).

Foi recentemente apresentado um novo material de enxerto composto de cálcio bifásico que consiste numa fase porosa de fosfato b-tricálcico e sulfato de cálcio (Fortoss Vital, Biocomposites, Keele, Reino Unido). As potenciais aplicações do material de enxerto de sulfato de cálcio incluem o preenchimento de quistos, cavidades ósseas, lesões ósseas benignas e defeitos ósseos segmentares; a expansão de enxertos utilizados na fusão da coluna vertebral; e o preenchimento de locais de colheita de enxertos ósseos. Ocorre uma perda significativa das suas propriedades mecânicas aquando da sua degradação; por conseguinte, é uma escolha questionável para aplicações de suporte de carga (Nandi et al. 2010). Outras indicações incluem também a reparação de perfurações de furca (Rafter et al. 2002).

Devido às suas propriedades benéficas, o sulfato de cálcio isolado ou associado a outros tipos de materiais, como o osso autólogo, foi utilizado no tratamento de defeitos intra-ósseos periodontais e lesões de furca (Stein et al. 2009; Paolantonio et al. 2008; Orsini et al. 2008; Harris 2004; Aichelmann-Reidy et al. 2004; Maragos et al. 2002; Orsini et al. 2001; Setya e Bissada 1999; Rosen e Reynolds 1999; Kim et al. 1998; DiBattista et al. 1995; Hashimoto 1983; Shaffer e App 1971). A adição de DFDBA ao sulfato de cálcio melhorou significativamente o resultado clínico mais do que o sulfato de cálcio sozinho (Maragos et al. 2002) ou quando comparado apenas com o desbridamento cirúrgico (Setya e Bissada 1999; Kim et al. 1998). A capacidade de misturar sulfato de cálcio com um material de enxerto, como o DFDBA, tem uma série de vantagens distintas. Conceptualmente, o suporte de sulfato de cálcio deve atuar como um aglutinante para minimizar a dispersão do enxerto, facilitar a retenção do enxerto, diminuir a exposição do enxerto e manter o espaço necessário para permitir que os tecidos regeneradores ocupem o defeito ósseo. Aichelmann-Reidy et al. (2004) indicam que o sulfato de cálcio, quando utilizado como aglutinante e barreira em combinação com o DFDBA, suporta uma melhoria clínica significativa nos defeitos intra-ósseos, tal como evidenciado pelas reduções na profundidade de sondagem, ganhos no nível de fixação clínica e preenchimento e resolução do defeito. O sulfato de cálcio representa uma alternativa importante às barreiras de ePTFE não reabsorvíveis em combinação com o DFDBA para o tratamento de defeitos intra-ósseos, com menos morbilidade e custos para o paciente (Aichelmann-Reidy et al. 2004). Não foram observadas diferenças significativas entre enxerto e membrana de sulfato de cálcio versus regeneração tecidular guiada apenas com membrana de colagénio (Paolantonio et al. 2008) ou entre os resultados obtidos utilizando a combinação de enxerto ósseo autógeno mais sulfato de cálcio ou enxerto ósseo autógeno com uma membrana bioabsorvível (Orsini et al. 2008; Orsini et al. 2001).

Alguns materiais aloplásticos são misturados para obter resultados superiores. O FortossR Vital (Biocomposites, Staffordshire, Reino Unido) é uma mistura de beta fosfato tricálcico e sulfato de cálcio (Sukumar e Drizhal 2008).

VIDROS BIOACTIVOS (BG)

Entre os diferentes materiais aloplásticos utilizados na terapia periodontal, a hidroxiapatite, os fosfatos de cálcio e os vidros cerâmicos bioactivos partilham um fator comum, que é a sua capacidade de formar uma camada de hidroxiapatite carbonatada nas suas superfícies, uma vez expostos a fluidos corporais simulados ou implantados in vivo, daí o conceito de "bioatividade". Desde a sua invenção, há três décadas, por Hench et al. (1971), os vidros bioactivos ganharam grande aceitação clínica em ortopedia e medicina dentária de restauração (Hattar et al. 2005).

A composição original do vidro bioativo aprovada pela FDA, designada 45 S5, era composta por 46,1 mol% de SiO2, 26,9 mol% de CaO, 24,4 mol% de Na2O e 2,5 mol% de P2O5. A composição original e a estrutura fina foram extensivamente modificadas numa tentativa de melhorar ainda mais o vidro bioativo como enxerto de substituição óssea (Reynolds et al. 2010; Hench 2006). Quando um vidro bioativo é implantado in vivo, o pH do local aumenta para perto de 10, forma-se uma camada rica em sílica gel na superfície das partículas e uma camada subsequente de fosfato de cálcio é formada pela interação entre o cálcio e o fosfato do vidro bioativo e os fluidos dos tecidos. A camada de fosfato de cálcio é composta por apatite hidroxicarbonatada que é química e estruturalmente equivalente à composição mineral do osso (Villaca et al. 2005; Hench & Wilson et al. 1984) (Fig. 2.26). O material *é fácil de manipular* e *é hemostático* (Wilson e Low 1992; Low et al. 1997; Zamet et al. 1997; Froum et al. 1998; Lovelace et al. 1998; Sculean et al. 2002a). As partículas de vidro bioativo formaram uma massa coesa quando humedecidas com sangue, o que permitiu uma manipulação muito fácil e o acondicionamento nos alvéolos de extração ou defeitos periodontais (Schepers et al. 1998). Este material bioativo transparente tem capacidade comprovada *para se ligar ao tecido conjuntivo e ao osso* sem uma interface de tecido conjuntivo fibroso interveniente (Wilson e Low 1992). Após o contacto com o fluido corporal, há uma troca imediata de iões que resulta numa ligação físico-química entre o Bioglass, o tecido mole e o osso. A troca de iões cria um ambiente que resulta na formação de uma camada de apatite de hidroxil-carbonato (HCA), uma apatite biológica idêntica à fase mineral do osso, que permite uma reparação e regeneração mais rápidas do osso do que outros materiais de enxerto sintéticos (Wilson e Low 1992; Shapoff et al. 1997). Foi demonstrado que o vidro bioativo tem vários **efeitos antibacterianos** contra um grande painel de espécies bacterianas clinicamente importantes *(A. actinomycetemcomitans, P. gingivalis, Actinomyces naeslundii, Fusobacterium nucleatum, Prevotella intermedia, Streptococcus mutans, Streptococcus sanguis, Candida albicans)* (Stoor et al, 1998; Allan et al., 2001; Allan et al., 2002; Yli-Urpo et al., 2003; Zehnder et al., 2004; Munukka et al., 2008; Hu et al., 2009).

O biovidro é capaz de promover a proliferação e a diferenciação celular dos osteoblastos (Price et al. 1997; Xynos et al. 2000a; Vrouwenvelder et al. 1993; Xynos et al. 2000b; Hattar et al. 2005; Palmieri et al. 2008) e actua na formação óssea determinando tanto a osteocondução (como demonstrado pela redução da adesão celular) como a osteogénese (como demonstrado pelas proteínas relacionadas com o TGFb e marcadores de células estaminais) (Carinci et al. 2007). O vidro bioativo é uma cerâmica bioactiva particulada, que tem a capacidade de se ligar ao tecido ósseo e de aumentar o crescimento ósseo devido às suas *propriedades osteocondutoras*. Para além das suas propriedades osteocondutoras, também tem um *efeito osteoestimulador* que mostra o crescimento ósseo dentro das partículas erodidas.

Estas ilhas de tecido ósseo recém-formado funcionam como núcleos para um maior crescimento ósseo e melhoram a reparação de defeitos ósseos. Este novo osso tem as propriedades histológicas e biomecânicas do osso circundante logo 7 meses após o enxerto (Furusawa et al. 1998; Throndson e Sexton 2002) (Fig. 2.27).

O tratamento de defeitos intra-ósseos de duas paredes em macacos demonstrou que o vidro bioativo tinha um melhor potencial de cicatrização do que apenas o desbridamento. O vidro bioativo mostrou uma propriedade inibidora da migração apical do epitélio juncional. Observou-se que nos sítios tratados com o vidro bioativo, o epitélio juncional migrou apicalmente até o nível das partículas mais coronalmente localizadas no interior do defeito, não ultrapassando este ponto (Villaca et al. 2005). Karatzas et al. (1999), num estudo histológico em macacos, relataram um número significativamente maior de cemento novo e menor crescimento epitelial nos locais que receberam vidro bioativo.

No entanto, em estudos histológicos humanos, foi demonstrado um baixo potencial para facilitar a regeneração periodontal, uma vez que se registou uma formação óssea nova mínima limitada aos limites mais apicais dos defeitos. Não foram observados sinais de regeneração periodontal, tal como definida por novo cemento, ligamento periodontal e formação óssea numa superfície radicular previamente doente (Nevins et al. 2000; Sculean et al. 2005c).

O tratamento de defeitos intra-ósseos por meio de vidro bioativo resultou numa melhoria da lesão óssea quando comparado com o procedimento OFD. A diferença média ponderada no ganho do nível de fixação clínica entre o vidro bioativo e o OFD foi relatada como sendo de 1,04 mm (95% CI: 0,31-1,76) por Trombelli et al. (2002) e 1,05 - } 1,89 mm por Reynolds et al. (2003), enquanto que para a alteração PD, a diferença média ponderada foi de 0,6 mm (95% CI: 0,20-1,002) (Trombelli et al. 2002), e 0,71 mm - } 2,22 mm (Reynolds et al. 2003), respetivamente. Leknes et al. (2009) examinaram a eficácia clínica do EMD e BG no tratamento de defeitos periodontais intra-ósseos proximais e para avaliar os factores que influenciam o resultado do tratamento. O ganho de inserção proximal após o tratamento de defeitos intra-ósseos por cirurgia de retalho com BCF foi significativo *(P* = 0,004) e duas vezes maior do que após o tratamento com EMD *(P* = 0,056).

As variáveis do paciente e do local afectaram o resultado clínico de forma diferente. A análise de regressão revelou que, no grupo EMD, o tabagismo e a mobilidade dentária influenciaram negativamente o ganho de inserção, enquanto no grupo BG, a recessão gengival aumentou com a idade, aumentando a distância entre a junção cemento-esmalte e a crista bucal e aumentando a largura mesial-distal do defeito.

As plaquetas contêm altas concentrações de PDGF e TGF-b nos seus grânulos e a preparação de plasma rico em plaquetas (PRP) parece ser um método adequado e económico para obter estes factores de crescimento autogenamente (Demir et al. 2007a). Demir et al. (2007b) compararam a utilização de PRP + BG com BG isolada no tratamento de pacientes com profundidade de sondagem interproximal ^{3}6 mm após a terapia inicial. Os parâmetros clínicos foram registados na linha de base e repetidos 9 meses após a cirurgia, tendo sido também efectuadas reentradas cirúrgicas.

Quando se procedeu à avaliação da eficácia a longo prazo de uma membrana bioabsorvível e de um vidro bioativo no tratamento de defeitos intra-ósseos em pacientes com periodontite agressiva generalizada, registaram-se melhorias altamente significativas nos parâmetros PD e CAL após 5 anos com ambos os materiais regenerativos.

A base significativa de estudos científicos realizados com o Bioglass, juntamente com os estudos de biocompatibilidade e toxicologia exigidos pelos organismos reguladores, proporcionaram uma base sólida para estabelecer a segurança dos dispositivos de Bioglass colocados no comércio (Hench 2006).

Embora os materiais Bioglass de segunda geração tenham tido um desempenho admirável na substituição de tecidos duros doentes ou em falta, as descobertas de que o Bioglass podia afetar positivamente os osteoblastos e, de facto, "estimulá-los" a produzir mais tecido ósseo mais cedo do que outros biomateriais sintéticos levaram ao conceito de "osteoprodução" e "osteoestimulação". Para tirar partido desta propriedade e da necessidade de regenerar os tecidos doentes ou em falta, o desenvolvimento dos produtos Bioglass de terceira geração centrou-se na utilização de partículas em vez de formas monolíticas. Os produtos estão a ser fabricados e vendidos na clínica com o nome de NovaBone (Hench 2006). O primeiro material particulado NovaBone autorizado para venda nos EUA foi o PerioglasR, que foi autorizado através do processo 510[k] em dezembro de 1993. Em 1995, o PerioGlas obteve uma marca CE e a comercialização do produto começou na Europa. A indicação inicial para o produto era a restauração da perda óssea resultante da doença periodontal em defeitos infra-ósseos. Em 1996, a FDA autorizou outras indicações de utilização, incluindo a utilização em locais de extração dentária e para o aumento do rebordo alveolar (Hench 2006).

O PerioGlas® (Block Drug Co., NJ, EUA) é um substituto de enxerto ósseo osteocondutor absorvível sintético composto por um vidro bioativo de fosfosilicato de cálcio, o Bioglass. O dispositivo apresenta-se sob a forma de partículas com um tamanho que varia entre 90 e 710 mm. O dispositivo destina-se a defeitos ósseos dentários intra-ósseos, orais e cranio-maxilo-faciais. É fornecido estéril, embalado num copo PET-G selado com Tyvek ou numa seringa cheia dentro de uma segunda embalagem de barreira estéril. As embalagens dos dispositivos são protegidas por uma caixa exterior de cartão retrátil. No momento da utilização, o dispositivo é misturado com água estéril, soro fisiológico, sangue ou medula óssea do próprio doente ou com osso autógeno ou aloenxerto para formar uma pasta arenosa húmida que é aplicada no defeito (FDA 2010a).

O PerioGlas® Plus (Block Drug Co., NJ, EUA) é um substituto de enxerto ósseo osteocondutor reabsorvível sintético composto por um material de fosfosilicato de cálcio e um aglutinante de sulfato de cálcio. O dispositivo destina-se a defeitos ósseos dentários intra-ósseos, orais e maxilofaciais. Os componentes inorgânicos de cálcio e fósforo são incorporados termicamente numa rede de silicato de sódio (PerioGlasR) concebida especificamente para a sua capacidade de absorção e natureza osteocondutora. O componente de sulfato de cálcio une as partículas de PerioGlasR no momento da implantação e é absorvido do local do enxerto durante as primeiras semanas após a implantação. Após a absorção do sulfato de cálcio, as partículas de PerioGlasR permanecem no local do enxerto e são progressivamente absorvidas e substituídas pelo osso do hospedeiro durante o processo de cicatrização (FDA 2010b).

A principal diferença tecnológica entre o PerioGlasR Plus e os dispositivos anteriores é a sua composição. O PerioGlasR é composto por partículas de Bioglass. O Capset (Lifecore Biomedical, Chaska, MN) é composto por sulfato de cálcio hemi-hidratado em pó que, quando combinado com uma solução de presa de base aquosa, é quimicamente convertido em sulfato de cálcio di-hidratado. O PerioGlasR Plus é composto por partículas de Bioglass e sulfato de cálcio hemi-hidratado em pó; quando misturado com água, o hemi-hidrato é quimicamente convertido em sulfato de cálcio di-hidratado e actua como um aglutinante para as partículas de Bioglass. O sulfato de cálcio nos dispositivos PerioGlasR Plus e Capset é absorvido entre 4 e 8 semanas após a implantação, dependendo do local do enxerto, do tamanho e do material utilizado. As partículas de Bioglass no dispositivo PerioGlasR Plus são idênticas às do PerioGlasR predicado, sendo substancialmente absorvidas no período de 6 meses normalmente associado à remodelação óssea.

Nos três dispositivos, o osso forma-se em todo o local do enxerto, sendo o material absorvido e substituído por novo tecido ósseo (FDA 2010b).

O Biogran™ (Orthovita Inc., Malvern, PA, EUA) é um vidro bioativo particulado, que tem sido utilizado em alguns estudos experimentais e clínicos para o tratamento de diferentes tipos de defeitos ósseos. O BioGran™ é um material de enxerto ósseo reabsorvível constituído por partículas de vidro bioativo com 300-355 mm de diâmetro. Tem a capacidade de se ligar ao tecido mole e ósseo e, além disso, aumenta o crescimento do tecido ósseo devido às suas propriedades osteocondutoras (Schepers et al. 1991, 1993; Kontonasaki et al. 2007).

O UnigraftR (Unicare Biomedical Inc., Laguna Hills, CA, EUA) é um vidro bioativo sintético que se destina a ser utilizado na reparação de defeitos intra-ósseos orais/maxilofaciais e dentários. O vidro bioativo (CaO, Na2O, P2O5 e SiO2) utilizado no UnigraftR é fabricado sob a forma de grânulos sintéticos de forma irregular, com dimensões entre cerca de 200 mm e cerca de 420 mm. É fornecido estéril num frasco de poliolefina selado com folha de alumínio. O produto deve ser misturado com solução salina estéril ou com sangue do doente para formar uma pasta arenosa que deve ser aplicada no defeito (FDA 2010c).

Mais recentemente, as partículas de Bioglass têm sido utilizadas para o tratamento da hipersensibilidade dentinária. A hipersensibilidade dentinária é um problema que afecta cerca de 15-20% da população dos EUA e um número semelhante na Europa. A hipersensibilidade dentária ocorre quando a parte da raiz do dente, que é a dentina, fica exposta em torno da linha da gengiva. A dentina tem pequenas aberturas, ou túbulos, que comunicam com a câmara pulpar. Se os túbulos dentinários ficarem expostos, o calor, o frio ou a pressão podem transmitir as sensações aos nervos da polpa, causando dor. O material Bioglass utilizado nesta aplicação é uma partícula muito fina que é incorporada na pasta de dentes ou utilizada com um veículo aquoso e aplicada na superfície do dente à volta da dentina radicular exposta. Quando as partículas de Bioglass são colocadas em contacto com a dentina, aderem à superfície, formam rapidamente uma camada de apatite hidroxicarbonatada e ocluem os túbulos, aliviando assim a dor (Hench 2006). Estudos demonstraram que as partículas de Bioglass podem produzir uma profundidade de selamento considerável nos túbulos dentinários com o potencial de prolongar o efeito terapêutico de forma eficaz (Curtis et al. 2010; Chiang et al. 2010; Lee et al. 2007; Lee et al. 2005; Kuo et al. 2007).

Outras aplicações dentárias e maxilofaciais incluem o capeamento pulpar (Stanley et al. 2001; Oguntebi et al. 1993), para formação óssea em combinação com implantes e procedimentos de elevação do seio maxilar (Govindaraj et al. 1999; Browaeys et al. 2007; Precheur et al. 2007), incluindo a sua utilização sob a forma de raiz sólida em alvéolos de extração como implantes endógenos de manutenção do rebordo (Stanley et al. 1987; Wilson et al. 1993a; Kirsh e Garg 1994), para preenchimento de cavidades císticas orais ou após apicoectomias (Shapoff et al. 1997).

SUSPENSÃO OLEOSA CAOH2

O hidróxido de cálcio (CaOH2) é um produto da cal apagada a partir da cal viva (CaO) e é amplamente utilizado em endodontia, combinado com vários veículos para procedimentos indirectos e diretos de capeamento pulpar e como material de preenchimento temporário de raízes, onde tem demonstrado apoiar a reparação de tecidos duros. Recentemente, foi introduzida no mercado uma suspensão oleosa de CaOH2 que não endurece (OCHS; OsteoinductalR, Osteoinductal GmbH, Munique, Alemanha) para aplicação em cirurgia dos maxilares. Esta formulação contém, para além do *CaOH2, cadeias líquidas e sólidas de hidratos de carbono e vários ácidos gordos (por exemplo, oleico, palmitoleínico, gadoleínico, margarina, pentadecano, mirístico, linolénico, esteárico, araquídico, láurico) esterificados com glicerol, enquanto a parte oleosa é constituída por um produto natural de origem porcina, oleum pedum e vaselinum album* (Stavropoulos et al. 2007). Os resultados de estudos-piloto em *animais experimentais* sugerem que o OCHS pode acelerar a cicatrização óssea e promover a regeneração periodontal (Ito et al. 2002; Schwarz et al. 2006b). Num estudo em ratos, Ito et al. (2002) compararam a cicatrização em alvéolos de extração preenchidos com OCHS com a cicatrização em alvéolos não tratados para servirem de controlo. Os autores referiram que, após 1 mês de cicatrização, os alvéolos previamente preenchidos com OCHS apresentavam quantidades de preenchimento ósseo estatisticamente mais significativas do que os controlos. Em cães, foram produzidos defeitos periodontais intra-ósseos de três paredes bilateralmente e foram tratados aleatoriamente com cirurgia de retalho de acesso e aplicação de OCHS ou apenas com cirurgia de retalho de acesso. Após 2 meses de cicatrização, observaram-se maiores quantidades de osso regenerado e cemento recém-formado nos locais tratados com OCHS do que nos locais de controlo, nos quais a cicatrização foi predominantemente caracterizada pela formação de um epitélio juncional longo ao longo da superfície radicular previamente desnudada e apenas uma regeneração óssea mínima (Schwarz et al. 2006b) (Fig. 2.30). Em contraste com os relatórios anteriores, Stavropoulos et al. (2007) demonstraram claramente, num estudo experimental em ratos, que o OCHS não promove a formação óssea quando utilizado como adjuvante da ROG, mas, pelo contrário, pode dificultá-la. Também foi indicado que a utilização da suspensão de hidróxido de cálcio. Osteoinductal tem um efeito prejudicial na cicatrização de feridas e na osseointegração de implantes dentários e não pode ser recomendado para utilização com implantes dentários (Kohal et al. 1997). Um estudo in vitro indicou que o Osteoinductal melhora a resposta mitogénica das células PDL humanas através da ativação de ERK1/2 e aumenta a proliferação celular; no entanto, é inferior em comparação com o EMD (Kasaj et al. 2007).

Foi também demonstrado que a aplicação tópica subgengival de uma suspensão oleosa de hidróxido de cálcio (Osteoinductal) após uma terapia periodontal não cirúrgica melhorou a cicatrização precoce das feridas periodontais. A aplicação de Osteoinductal resultou numa melhoria significativamente maior dos índices gengivais e de hemorragia nos locais experimentais em comparação com os locais de controlo nos exames de 1, 2 e 3 semanas. Além disso, não foram registados efeitos secundários como inflamação ou dor nos locais submetidos à aplicação de Osteoinductal (Kasaj et al. 2006).

GRÂNULOS POROSOS DE TITÂNIO

Recentemente, foi proposta a utilização de um substituto ósseo osteocondutor não reabsorvível na estabilização de próteses da anca (Alffram et al. 2007; Turner et al. 2007), em associação com a cirurgia de fracturas por compressão no planalto tibial lateral (Jonsson e Mjoberg 2009), em casos com grandes cavidades quísticas (Magistri et al. 2006), em doentes planeados para aumento do fundo do seio antes ou em conjunto com a colocação de implantes dentários (Holmberg et al. 2008; Bystedt e Rasmusson 2009; Bystedt 2007) e no tratamento cirúrgico de defeitos ósseos periimplantares (Wohlfahrt et al. 2010c; Frei et al. 2010; Bergmann 2010).

Tigran™ PTG (Natix, Tigran Technologies AB, Malmo, Suécia) são grânulos porosos de forma irregular fabricados com titânio comercialmente puro. Os grânulos têm entre 0,7 mm e 1,0 mm. Quando são misturados com o sangue do doente ou com uma solução salina, os grânulos ligam-se uns aos outros devido à força capilar. A superfície de titânio é muito trombogénica, o que facilita a formação de coágulos sanguíneos estabilizadores à volta dos grânulos. Os grânulos, que têm uma porosidade de cerca de 80% e uma estrutura de superfície osteocondutora, imitam as propriedades do osso humano e criam um suporte para a geração de osso que estimula a colonização de osteoblastos e a osteointegração. Os grânulos não são reabsorvíveis e mantêm o seu volume durante a operação e todo o período de cicatrização, o que garante estabilidade mecânica e um resultado estético desejado. O Tigran™ PTG é fácil de utilizar. Não são necessárias ferramentas especiais. Quando a osseointegração estiver concluída, são utilizadas técnicas de perfuração comuns quando é necessário colocar um implante na área tratada.

Foi demonstrado experimentalmente que os grânulos de titânio poroso da Tigran têm propriedades microestruturais superiores (porosidade, interconectividade, tamanho dos poros abertos e relação área de superfície/volume), viabilidade celular e taxa de proliferação em comparação com a Straumann BoneCeramic e a Geistlich Bio-Oss (Sabetrasekh et al. 2010). O exame histológico num modelo animal revelou, 6 meses após a implantação, a formação de osso lamelar através do manto de grânulos porosos de titânio em continuidade com o córtex circundante, resultando na formação de um manto integrado de osso e granulado de titânio à volta da prótese (Turner et al. 2007). Quando utilizados em defeitos calibrados preparados nas tíbias de coelhos da Nova Zelândia, tanto os grânulos de titânio poroso metálico como oxidado demonstraram propriedades osteocondutoras que podem ser utilizadas para promover a formação óssea em defeitos ósseos adjacentes a implantes de titânio sem prejudicar a osseointegração do implante (Wohlfahrt et al. 2010a). Uma experiência aleatória em animais indicou que os defeitos de furca de grau II em minipigs enxertados com PTG demonstraram uma regeneração óssea significativamente melhor do que os defeitos enxertados com hidroxiapatite bovina (BioOss). Não foram observados sinais significativos de eventos adversos em nenhum dos grupos de tratamento (Wohlfahrt et al. 2010b). Não existem atualmente ensaios clínicos aleatórios disponíveis sobre a eficácia dos grânulos de titânio poroso no tratamento de defeitos periodontais.

ENXERTOS COMPOSTOS

Uma das opções cirúrgicas emergentes mais promissoras pode ser a utilização de um "enxerto composto" que contenha células osteogénicas e factores de crescimento osteoindutores juntamente com uma matriz osteocondutora sintética. Os materiais compósitos que estão a ser testados em ensaios pré-clínicos e clínicos podem apresentar uma funcionalidade comparável à do auto-enxerto e do aloenxerto.

Os enxertos sintéticos compostos oferecem uma alternativa que pode potencialmente unir as três propriedades essenciais de formação óssea em combinações mais controladas e eficazes, sem as desvantagens encontradas no autoenxerto. Um enxerto compósito combina uma matriz osteocondutora com agentes bioactivos que proporcionam propriedades osteoindutoras e osteogénicas, replicando potencialmente a funcionalidade do autoenxerto.

A matriz osteocondutora torna-se um sistema de entrega de agentes bioactivos, exigindo menos quimiotaxia e menos migração de células progenitoras de osteoblastos para o local do enxerto.

A infusão direta de células progenitoras deverá conduzir a uma recuperação óssea mais rápida e consistente. Quando um suporte osteocondutor é semeado com proteínas morfogenéticas ósseas, por exemplo, o enxerto compósito pode tornar-se simultaneamente osteogénico e osteoindutor, proporcionando uma alternativa competitiva ao autoenxerto (Giannoudis et al. 2005; De Long et al. 2007). Esses potenciais enxertos compostos são:

compósitos medula óssea/sintéticos, compósito ultraporoso b-TCP/ BMA, factores de crescimento osteoindutores e compósitos sintéticos, compósitos BMP/polímero de ácido poliglicólico e compósito BMA/BMP/polímero de ácido poliglicólico (Giannoudis et al. 2005).

Alguns dos enxertos compósitos comercialmente disponíveis que são normalmente utilizados são HealosR (Orquest, Mountain View, CA), CollagraftR (Zimmer Corp, Warsaw, IN) e cerâmica TricosR (Baxter BioSciences BioSurgery) (fabricante Biomatlante, Vigneux de Bretagne, França).

Existem dados clínicos limitados sobre a utilização de enxertos compostos no tratamento de defeitos periodontais (Sanders et al. 1983; Sottosanti 1993; Sottosanti 1995; Anson 1996; Anson 1998; Harris 2004; Harris 1998; Orsini et al. 2001; Maragos et al. 2002; Okuda et al. 2005; Orsini et al. 2008). Os aloplastos podem ser misturados com enxertos autógenos ou aloenxertos na gestão de grandes defeitos estruturais (Zafiropoulos et al. 2007). Foi sugerido que deveria ser utilizada uma mistura de osso autógeno e destes materiais para ultrapassar a falta de osseoindução dos xenoenxertos e materiais aloplásticos e para reduzir a quantidade de reabsorção óssea observada com enxertos autógenos puros (Figs. 2.31 e 2.32).

Thorwarth et al. (2006) demonstraram um efeito acelerador do osso autógeno na formação óssea em combinação com matriz óssea bovina desproteinizada. Este efeito é provavelmente causado pelas propriedades osteoindutoras dos elementos celulares transplantados com o osso autógeno. Concluiu-se também que 25% de osso autógeno era um volume suficiente para satisfazer este efeito acelerador na formação óssea (Thorwarth et al. 2006). No tratamento de defeitos intra-ósseos profundos, aos 12 meses de avaliação, a utilização combinada de esponjosa autógena com xenoenxerto derivado de bovino ou com HA/b-TCP levou a um ganho significativamente maior de fixação clínica e formação de tecido duro em comparação com a utilização de esponjosa autógena isolada (Zafiropoulos et al. 2007).

Para além destes materiais, a investigação continua a modificar os produtos com a esperança de criar um enxerto que se incorpore mais rapidamente, reabsorva e produza uma união óssea que se assemelhe à forma e estrutura naturais (Kuo et al. 2007).

FACTORES QUE INFLUENCIAM O RESULTADO DO TRATAMENTO

CRITÉRIOS DE AVALIAÇÃO DO SUCESSO DO ENXERTO NA REGENERAÇÃO PERIODONTAL

Para que qualquer material de enxerto seja considerado um material regenerativo bem sucedido, deve ter provas histológicas, clínicas e radiográficas claras dos seguintes critérios (AlGhamdi et al. 2010a):

1. Aceitabilidade biológica: o enxerto não deve ter quaisquer efeitos secundários nem provocar qualquer reação tecidular indesejada.

2. Capacidade de reabsorção: o enxerto deve reabsorver-se lentamente e ser substituído pelo osso do próprio doente.

3. Regeneração: o enxerto deve ter evidência de capacidade regenerativa com formação de novo osso, cemento e fibras do ligamento periodontal.

4. Preenchimento do defeito: o enxerto deve ter evidência de preenchimento ósseo.

5. Estabilidade: o resultado do tratamento deve ser estável nas visitas de reavaliação.

FACTORES QUE INFLUENCIAM O SUCESSO DO ENXERTO

Vários estudos investigaram as possíveis fontes de variabilidade nos resultados clínicos dos procedimentos de enxerto ósseo em cirurgia periodontal: (1) o paciente, (2) a morfologia do defeito, (3) o material de enxerto, (4) o procedimento cirúrgico e (5) o período de cicatrização (Cortellini e Tonetti 2000; AlGhamdi et al. 2010a).

FACTORES DO DOENTE

A literatura científica mostra claramente que o controlo da placa bacteriana (Cortellini et al. 1994), a infeção periodontal residual, o tabagismo (Tonetti et al. 1995) e a adesão do doente (Wilson et al. 1984; Wilson et al. 1993b) são factores de prognóstico importantes na terapia periodontal regenerativa. Outros factores incluem condições como a diabetes, o hiperparatiroidismo, a tireotoxicose, a osteomalácia, a osteoporose, a doença de Paget e alguns medicamentos podem afetar o processo de cicatrização (AlGhamdi et al. 2010a).

A MORFOLOGIA DO DEFEITO

Entre os factores associados à anatomia do defeito, a profundidade do componente intraósseo do defeito e/ou a profundidade de sondagem são consistentemente considerados relevantes (Tonetti et al. 1996; Tonetti et al. 1998; Cortellini et al. 2001).

O número de paredes ósseas residuais que definem o defeito parece afetar os resultados. Os defeitos com duas e três paredes ósseas respondem mais favoravelmente ao tratamento do que os defeitos com uma parede (Froum et al. 1976; Sepe et al. 1978). Também a regeneração periodontal foi mais bem sucedida em defeitos profundos e estreitos do que em defeitos rasos e largos (Dragoo e Sullivan 1973a; Froum et al. 1976; Mellonig 1984).

SELECÇÃO DO MATERIAL DE ENXERTO

Quando a reconstrução óssea é apresentada ao cirurgião, muitas opções devem ser ponderadas antes de se escolher o material de enxerto adequado (Kuo et al. 2007). A seleção do material de enxerto é orientada por:

1. Aceitabilidade biológica
2. Previsibilidade
3. Capacidade de reabsorção
4. Viabilidade clínica
5. Riscos operatórios mínimos
6. Sequelas pós-operatórias mínimas
7. Aceitação dos doentes (AlGhamdi et al. 2010a e respectivas referências)

É aceitável uma gama de 125-1.000 mm, sendo 250-750 mm o tamanho de partícula mais comummente disponível para os enxertos utilizados no tratamento periodontal. É necessário um tamanho mínimo de poro de 100 mm entre as partículas para permitir a vascularização e a formação óssea. As partículas com menos de 100 mm de tamanho provocam uma resposta dos macrófagos e são rapidamente reabsorvidas com pouca ou nenhuma formação de osso novo (Zaner e Yukna 1984; AlGhamdi et al. 2010a).

O procedimento cirúrgico

A técnica cirúrgica para o tratamento de defeitos intra-ósseos periodontais com enxertos de substituição óssea é essencialmente a mesma, independentemente do tipo de material de enxerto utilizado. As incisões são concebidas de forma a permitir o fecho primário dos retalhos para proteger o local do enxerto de infecções e o material do enxerto de deslocações. As incisões intra-sulculares são a escolha comum, com ênfase na preservação do tecido interdentário. Os retalhos são reflectidos a toda a espessura para expor os defeitos ósseos subjacentes e permitir o acesso para um desbridamento completo dos defeitos e um planeamento radicular meticuloso[165]. Novas técnicas cirúrgicas têm sido desenvolvidas para otimizar o encerramento primário, bem como para minimizar o trauma cirúrgico nos procedimentos reconstrutivos de defeitos intra-ósseos periodontais. Recentemente, propusemos um procedimento minimamente invasivo, a abordagem de retalho único (SFA), especificamente indicado quando a extensão do defeito é predominante no lado vestibular ou oral. O princípio básico da AFS é a elevação de um retalho para acessar o defeito apenas de um lado (vestibular ou oral), deixando o lado oposto intacto[464,465]. Uma vez que o defeito tenha sido desbridado de tecido mole e as superfícies da raiz do dente completamente aplainadas para remover todos os depósitos de placa dentária e cálculo, o material de enxerto de substituição óssea é embalado no defeito para preencher o defeito até o nível do osso alveolar remanescente[165]. A manutenção do espaço é fundamental para a formação óssea. Se o material de enxerto for reabsorvido demasiado depressa, em comparação com o tempo necessário para a formação óssea, o local pode ser preenchido com tecido conjuntivo em vez de osso[5]. Portanto, o espaço ou o contorno e o tamanho do aumento devem ser mantidos até que o enxerto tenha formado osso suficiente para manter o próprio espaço[5,281,338]. A imobilidade absoluta do enxerto é fundamental para a sua união ao osso recetor. Se os pedaços de enxerto ósseo são móveis, não podem receber um suprimento de sangue, tornam-se encapsulados em tecido fibroso e muitas vezes sequestram-se[5,247].

Os retalhos são fechados e suturados para um fecho primário e cobertura completa do enxerto de substituição óssea[165]. As suturas devem ser removidas em 7-10 dias.

O período de cicatrização pós-cirúrgico

Os cuidados pós-cirúrgicos devem incluir bochechos duas vezes por dia com gluconato de clorexidina a 0,12% durante 2 semanas e uma escovagem suave dos dentes a partir de 1 semana após a cirurgia. Podem ser prescritos antibióticos sistémicos durante 7 a 10 dias após o procedimento cirúrgico. Os pacientes devem ser observados em intervalos de 1 semana, 2 semanas e 4 semanas após a cirurgia para remoção da placa supragengival e depois devem ser colocados num programa de manutenção periodontal em intervalos de 3 meses[165].

É necessário prever um período de cicatrização adequado para permitir a regeneração do novo volume ósseo. O tempo necessário é variável e depende de factores locais, como o número de paredes ósseas remanescentes, a quantidade de osso autógeno no enxerto e o tamanho do defeito. Enxertos maiores, menos osso autógeno no enxerto e menos paredes ósseas aumentam o tempo de cicatrização[5,282,281].

Bibliografia

1. Singh J,Takhar RK,Bhatia A,Goel A(2016) Materiais de enxerto ósseo: Aspectos dentários. Int J 3:1:99-103
2. Reynolds MA, Aichelmann-Reidy ME, Branch-Mays GL (2010) Regeneração do tecido periodontal: enxertos de substituição óssea. Dent Clin North Am 54:55-71
3. Hung NN(2012) Conhecimentos básicos sobre enxertos ósseos. Intech :105-106
4. Teresa M,Kamakshi V (2014) Enxertos ósseos e substitutos ósseos.Int J Pharm & Pharm Sci 6:2:88-91
5. Kandwal A,Bharadwaj J,Batra M(2014) Enxertos ósseos em cirurgia periodontal: uma revisão. J Dent Herld 3:1:30-32
6. Rosenberg E, Rose LF (1998) Considerações biológicas e clínicas para auto-enxertos e aloenxertos na terapia de regeneração periodontal. Dent Clin North Am 42:467-490
7. Nasr HF, Aichelmann-Reidy ME, Yukna RA (1999) Osso e substitutos ósseos. Periodontol 2000 19:74-86
8. Mellonig JT, Prewett AB, Moyer MP (1992) Inativação do VIH num aloenxerto ósseo. J Periodontol 63:979-983
9. Zaner DJ, Yukna RA (1984) Tamanho das partículas dos materiais de enxerto ósseo periodontal. J Periodontol 55:406-409
10. Robinson E (1969) Osseous coagulum for bone induction (Coágulo ósseo para indução óssea). J Periodontol 40:503-510
11. Marx RE (1994) Aplicação clínica da biologia óssea à reconstrução mandibular e maxilar. Clin Plast Surg 21:377-392
12. Kim CS, Choi SH, Cho KS, Chai JK, Wikesjo UM, Kim CK (2005) Cicatrização periodontal em defeitos intra-ósseos de uma parede em cães após implantação de osso autógeno ou de um biomaterial derivado de coral. J Clin Periodontol 32:583-589
13. Dragoo MR, Sullivan HC (1973a) Uma avaliação clínica e histológica de enxertos de osso ilíaco autógeno em humanos. I. Cicatrização de feridas 2 a 8 meses. J Periodontol 44:599-613
14. Orsini M, Orsini G, Benlloch D, Aranda JJ, Lazaro P, Sanz M, De Luca M, Piattelli A (2001) Comparação de sulfato de cálcio e enxerto ósseo autógeno com membranas bioabsorvíveis e enxerto ósseo autógeno no tratamento de defeitos periodontais intra-ósseos: um estudo de boca dividida. J Periodontol 72:296-302
15. Lindfors LT, Tervonen EA, Sandor GK, Ylikontiola LP (2010) Regeneração óssea guiada utilizando uma membrana de ePTFE reforçada com titânio e osso autógeno particulado: o efeito do tabagismo e da exposição à membrana. Oral

Surg Oral Med Oral Pathol Oral Radiol Endod 109:825-830
16. Leung G, Jin L (2003) Uma abordagem combinada de gel derivado da matriz de esmalte e enxertos ósseos autógenos no tratamento de defeitos periodontais intra-ósseos. Relato de um caso. Prim Dent Care 10(2):41-43
17. Czuryszkiewicz-Cyrana J, Banach J (2006) Autogenous bone and platelet-rich plasma (PRP) in the treatment of intrabony defects. Adv Med Sci 51(Suppl 1):26-30
18. Cohen RE, Mullarky RH, Noble B, Comeau RL, Neiders ME (1994) Caracterização fenotípica de células mononucleares após implantação de osso bovino anorgânico em ratos. J Periodontol 65:1008-1015
19. Dragoo MR, Sullivan HC (1973b) Uma avaliação clínica e histológica de enxertos de osso ilíaco autógeno em humanos. II. Reabsorção radicular externa. J Periodontol 44:614-625
20. Reynolds MA, Aichelmann-Reidy ME, Branch-Mays GL,Gunsolley JC (2003) A eficácia dos enxertos de substituição óssea no tratamento de defeitos ósseos periodontais. Ann Periodontol 8:227-265
21. Holtzclaw D, Toscano N, Eisenlohr L et al (2008) A segurança dos aloenxertos ósseos utilizados em medicina dentária: uma revisão. J Am Dent Assoc 139:1192-1199 2 2.
22. Aichelmann-Reidy ME, Yukna RA (1998) Enxertos de substituição óssea. Os substitutos ósseos. Dent Clin North Am 42: 491-503
23. Aichelmann-Reidy ME, Heath CD, Reynolds MA (2004) Avaliação clínica do sulfato de cálcio em combinação com aloenxerto ósseo desmineralizado liofilizado para o tratamento de defeitos intra-ósseos humanos. J Periodontol 75:340-347
24. Al Ruhaimi KA (2001) Substitutos de enxertos ósseos: uma revisão histológica qualitativa comparativa dos actuais materiais de enxerto osteocondutores. Int J Oral Maxillofac Implants 16:105-114
25. Alffram PA, Bruce L, Bjursten LM, Urban RM, Andersson GB (2007) Implantação da haste femoral num leito de grânulos de titânio utilizando vibração: um estudo piloto de um novo método de fixação protética em 5 pacientes seguidos até 15 anos. Ups J Med Sci 112:183-189
26. AlGhamdi AS, Shibly O, Ciancio SG (2010a) Osseous grafting part I: autografts and allografts for periodontal regeneration- a literature review. J Int Acad Periodontol 12:34-38
27. AlGhamdi AS, Shibly O, Ciancio SG (2010b) Osseous grafting part II: xenoenxertos e aloplastos para regeneração periodontal - uma revisão da literatura. J Int Acad Periodontol 12: 39-44
28. Allan I , Newman H, Wilson M (2001) Antibacterial activity of particulate bioglass against supra- and subgingival bacteria. Biomateriais 22:1683-1687

29. Allan I, Newman H, Wilson M (2002) As partículas de Bioglass reduzem a viabilidade dos biofilmes bacterianos formados na sua superfície num modelo in vitro. Clin Oral Implants Res 13:53-58
30. Altiere ET , Reeve CM, Sheridan PJ (1979) Aloenxertos ósseos liofilizados em defeitos intra-ósseos periodontais. J Periodontol 50:510-519
31. Ambard AJ, Mueninghoff L (2006) Cimento de fosfato de cálcio: revisão das propriedades mecânicas e biológicas. J Prosthodont 15:321-328
32. Anderegg CR , Alexander DC, Freidman M (1999) Uma partícula de vidro bioativo no tratamento de invasões de furca de molares. J Periodontol 70:384-387
33. Annalisa P, Furio P, Ilaria Z, Anna A, Luca S, Marcella M, Marzia A, Elena M, Carinci F (2008) O osso bovino anorgânico e um osso sintético à base de silicato activam diferentes microRNAs. J Oral Sci 50:301-307
34. Anson D (1996) Sulfato de cálcio: uma observação de 4 anos da sua utilização como barreira reabsorvível na regeneração tecidular guiada de defeitos periodontais. Compend Contin Educ Dent 17:895-899
35. Anson D (1998) Salvando periodontalmente "dentes sem esperança" usando sulfato de cálcio e aloenxerto ósseo desmineralizado liofilizado. Compend Contin Educ Dent 19:284, 286, 288 passim
36. Aral A, Yalcin S, Karabuda ZC, Anil A, Jansen JA, Mutlu Z (2008) Cimento de fosfato de cálcio injetável como material de enxerto para aumento do seio maxilar: um estudo piloto experimental. Clin Oral Implants Res 19:612-617
37. Arcuri C, Cecchetti F, Germano F, Motta A, Santacroce C (2005) Estudo clínico e histológico de um substituto ósseo xenogénico utilizado como enchimento em alvéolos pós-extractivos. Minerva Stomatol 54:351-362
38. Artzi Z, Nemcovsky C (1998) A aplicação de mineral ósseo bovino desproteinizado para a preservação do rebordo antes da implantação. Observações clínicas e histológicas num relatório de caso. J Periodontol 69:1062-1067
39. Artzi Z, Weinreb M, Givol N, Rohrer MD, Nemcovsky CE, Prasad HS, Tal H (2004) Taxa de reabsorção do biomaterial e morfologia do local de cicatrização de osso bovino inorgânico e fosfato betatricálcico no canino: um estudo histológico longitudinal de 24 meses e análise morfométrica. Int J Oral Maxillofac Implants 19:357-368
40. Ashman A (1988) Aplicações do polímero HTR em medicina dentária. Compend Suppl (10):S330-S336
41. Ashman A (1992) A utilização de materiais ósseos sintéticos em medicina dentária. Compêndio 13(11):1020; 1022, 1024-1026
42. Ashman A, Moss LM (1977) Implantação de resina porosa de polimetilmetacrilato para substituição de dentes e ossos. J Prosthet Dent

37:657-665

43. Aspriello SD, Ferrante L, Rubini C, Piemontese M (2011) Estudo comparativo do DFDBA em combinação com o derivado da matriz de esmalte versus o DFDBA isolado para o tratamento de defeitos intra-ósseos periodontais 12 meses após a cirurgia. Clin Oral Investig 15(2):225-232
44. Aybar B, Bilir A, Akcakaya H, Ceyhan T (2004) Efeitos dos materiais de enxerto ósseo de fosfato tricálcico em culturas primárias de células de osteoblastos in vitro. Clin Oral Implants Res 15:119-125
45. Baldock WT, Hutchens LH Jr, McFall WT Jr, Simpson DM (1985) Uma avaliação de implantes de fosfato tricálcico em defeitos ósseos periodontais humanos de dois pacientes. J Periodontol 56:1-7
46. Bannister SR, Powell CA (2008) Reação de corpos estranhos ao osso bovino anorgânico e ao osso autógeno com plasma de plaquetas na regeneração óssea guiada. J Periodontol 79: 1116-1120
47. Barnett JD , Mellonig JT, Gray JL, Towle HJ (1989) Comparação do aloenxerto ósseo liofilizado e da hidroxilapatite porosa em defeitos periodontais humanos. J Periodontol 60:231-237
48. Barney VC , Levin MP, Adams DF (1986) Implantes biocerâmicos em defeitos periodontais cirúrgicos. Um estudo comparativo. J Periodontol 57:764-770
49. Barone A, Ricci M, Covani U, Nannmark U, Azarmehr I, Calvo-Guirado JL (2010) Aumento do seio maxilar utilizando osso suíno corticocaneloso pré-hidratado: avaliação histomorfométrica após 6 meses. Clin Implant Dent Relat Res [Epub ahead of print]
50. Beckham CH, Greenlee J, Crebo AR (1971) Formação óssea numa superfície de implante de cerâmica. Investigação de Tecidos Calcificados 8:165-171
51. Beertsen W, van den Bos T, Niehof J (1993) Mineralização de lâminas de colagénio dentinário complexadas com fosfatase alcalina e integração com osso recém-formado após implantação subperiosteal sobre defeitos ósseos na calvária de ratos. Bone Miner 20:41-55
52. Bell WH (1964) Taxas de reabsorção de osso e substitutos ósseos. Cirurgia Oral 17:650-657
53. Beloti MM, Martins W Jr, Xavier SP, Rosa AL (2008) Osteogênese in vitro induzida por células derivadas de sítios submetidos a enxerto sinusal com osso bovino anorgânico. Clin Oral Implants Res 19:48-54
54. Bender SA, Rogalski JB, Mills MP, Arnold RM, Cochran DL, Mellonig JT (2005) Avaliação da pasta e massa de matriz óssea desmineralizada em defeitos intra-ósseos periodontais. J Periodontol 76:768-777
55. Benke D, Olah A, Mohler H (2001) Protein-chemical analysis of Bio-Oss bone substitute and evidence on its carbonate content. Biomateriais 22:1005-1012
56. Benque EP, Gineste M, Heughebaert M (1985) Estudo histológico da

biocompatibilidade dos cristais de hidroxiapatite na cirurgia periodontal. J Biol Buccale 13:271-282

57. Berglundh T, Lindhe J (1997) Cicatrização à volta de implantes colocados em defeitos ósseos tratados com Bio-Oss. Um estudo experimental num cão. Clin Oral Implants Res 8:117-124
58. Bergmann F (2010) Ein neues Konzept bei Periimplantitis. Vorgehen mittels aPDT und knochenregenerativ augmentativen Masnahmen [Um novo conceito na peri-implantite. Abordagem por meio de aPDT e aumento regenerativo ósseo] .
59. Revista de Implantologia 14:36-39
60. Blay A, Tunchel S, Sendyk WR (2003) Viabilidade de enxertos ósseos autógenos obtidos por meio de coletores ósseos: estudo histológico e microbiológico. Pesqui Odontol Bras 17:234-240
61. Blokhuis TJ, Lindner T (2008) Allograft and bone morphogenetic proteins: an overview. Injury 39(Suppl 2):S33-S36
62. Blom EJ, Klein-Nulend J, Yin L, van Waas MA, Burger EH (2001) O fator de crescimento transformador beta1 incorporado no cimento de fosfato de cálcio estimula a osteotransdutividade em defeitos ósseos da calvária de ratos. Clin Oral Implants Res 12(6):609- 616
63. Blumenthal N, Steinberg J (1990) A utilização de barreiras de membrana de colagénio em conjunto com implantes combinados de gel de colagénio e osso desmineralizado em defeitos infra-ósseos humanos. J Periodontol 61:319-327
64. Bohner M , Lemaitre J, Van Landuyt P, Zambelli PY, Merkle HP, Gander B (1997) Gentamicin-loaded hydraulic calcium phosphate bone cement as antibiotic delivery system. J Pharm Sci 86:565-572
65. Bohner M, Gbureck U, Barralet JE (2005) Questões tecnológicas para o desenvolvimento de cimentos ósseos de fosfato de cálcio mais eficientes: uma avaliação crítica. Biomaterials 26(33): 6423-6429
66. Bokan I, Bill JS, Schlagenhauf U (2006) Fecho de retalho primário combinado com EmdogainR isolado ou EmdogainR e CerasorbR no tratamento de defeitos intra-ósseos. J Clin Periodontol 33:885-893
67. Borghetti A, Novakovitch G, Louise F, Simeone D, Fourel J (1993) Aloenxerto de osso esponjoso criopreservado em defeitos intra-ósseos periodontais. J Periodontol 64(2):128-132
68. Bornstein MM, Chappuis V, von Arx T, Buser D (2008) Desempenho dos implantes dentários após procedimentos faseados de elevação do pavimento sinusal: Resultados de 5 anos de um estudo prospetivo em pacientes parcialmente edêntulos. Clin Oral Implants Res 19: 1034-1043
69. Bosshardt DD, Sculean A (2009) A regeneração dos tecidos periodontais funciona realmente? Periodontol 2000 51:208-219

70. Bowen JA , Mellonig JT, Gray JL, Towle HT (1989) Comparação do aloenxerto ósseo liofilizado descalcificado e da hidroxiapatite de partículas porosas em defeitos ósseos periodontais humanos. J Periodontol 60:647-654
71. Bowers GM, Chadroff B, Carnevale R et al (1989a) Avaliação histológica da formação de novos aparelhos de fixação em humanos. Parte III. J Periodontol 60:683
72. Bowers GM , Chadroff B, Carnevale R, Mellonig J, Corio R, Emerson J, Stevens M, Romberg E (1989b) Histologic evaluation of new attachment apparatus formation in humans. Parte II. J Periodontol 60:675-682
73. Bowers GM , Chadroff B, Carnevale R, Mellonig J, Corio R, Emerson J, Stevens M, Romberg E (1989c) Histologic evaluation of new attachment apparatus formation in humans. Parte III. J Periodontol 60:683-693
74. Bowers G , Felton F, Middleton C et al (1991) Comparação histológica da regeneração em defeitos intra-ósseos humanos quando a osteogenina é combinada com aloenxerto ósseo desmineralizado liofilizado e com colagénio bovino purificado. J Periodontol 62:690
75. Bowers GM, Schallhorn RG, McClain PK, Morrison GM, Morgan R, Reynolds MA (2003) Factores que influenciam o resultado da terapia regenerativa em furcações de Classe II mandibulares: Parte I. J Periodontol 74:1255-1268
76. Boyan BD, Weesner TC, Lohmann CH, Andreacchio D, Carnes DL, Dean DD, Cochran DL, Schwartz Z (2000) O derivado de matriz de esmalte fetal porcino melhora a formação óssea induzida por aloenxerto ósseo desmineralizado liofilizado in vivo. J Periodontol 71:1278-1286
77. Boyan BD, Ranly DM, Schwartz Z (2006) Utilização de factores de crescimento para modificar a osteoindução de aloenxertos de osso desmineralizado: lições para a engenharia de tecidos ósseos. Dent Clin North Am 50:217-228
78. Browaeys H, Bouvry P, De Bruyn H (2007) Uma revisão da literatura sobre biomateriais em procedimentos de sinusmentação. Clin Implant Dent Relat Res 9:166-177
79. Brown GD, Mealey BL, Nummikoski PV, Bifano SL, Waldrop TC (1998) Implante de cimento de hidroxiapatite para regeneração de defeitos ósseos periodontais em humanos. J Periodontol 69: 146-157
80. Burguera EF, Xu HH, Sun L (2008) Injectable calcium phosphate cement: effects of powder-to-liquid ratio and needle size. J Biomed Mater Res B Appl Biomater 84:493502
81. Bystedt H (2007) Natix utilizado como material osteocondutor para aumento do pavimento do seio. Três anos de acompanhamento. Relato de caso. Apresentado no 44º Congresso Anual da Sociedade Dentária Sueca, 8-10 de novembro de 2007, Gotemburgo, Suécia. Swed Dent J 31:193

82. Bystedt H, Rasmusson L (2009) Grânulos de titânio poroso utilizados como material osteocondutor para aumento do pavimento do seio maxilar: um estudo piloto clínico. Clin Implant Dent Relat Res 11:101-105
83. Callan DP, Rohrer MD (1993) Utilização de hidroxiapatite derivada de bovino no tratamento de defeitos de cristas edêntulas: relato de um caso clínico e histológico humano. J Periodontol 64(6):575-582
84. Calongne KB, Aichelmann-Reidy ME, Yukna RA, Mayer ET (2001) Comparação clínica do compósito biocompatível microporoso de PMMA. PHEMA e enxertos de hidróxido de cálcio e membranas de barreira de politetrafluoroetileno expandido em furcações de Classe II de molares mandibulares humanos. Uma série de casos. J Periodontol 72(10):1451-1459
85. Calvo Guirado JL, Ramirez Fernandez MP, Negri B, Delgado Ruiz RA, Mate Sanchez de-Val JE, Gomez-Moreno G (2011) Modelo experimental de resposta óssea a xenoenxertos colagenizados de origem suína (OsteoBiolR mp3): um estudo radiológico e histomorfométrico. Clin Implant Dent Relat Res. doi:doi: 10.1111/j.1708- 8208.2011.00337.x; (Epub ahead of print)
86. Camargo PM, Lekovic V, Weinlaender M, Nedic M, Vasilic N, Wolinsky LE, Kenney EB (2000) Um estudo de reentrada controlado sobre a eficácia do mineral ósseo poroso bovino utilizado em combinação com uma membrana de colagénio de origem suína no tratamento de defeitos intra-ósseos em humanos. J Clin Periodontol 27:889-896
87. Camelo M, Nevins M, Schenk R, Simion M, Rasperini G, Lynch S, Nevins M (1998) Avaliação clínica, radiográfica e histológica de defeitos periodontais humanos tratados com Biooss e Bio-Gide. Int J Periodontics Restorative Dent 18: 321-331
88. Camelo M, Nevins ML, Lynch SE, Schenk RK, Simion M, Nevins M (2001) Regeneração periodontal com um enxerto autógeno de compósito osso-Bio-Oss e uma membrana Bio-Gide. Int J Periodontics Restorative Dent 21: 109-119
89. Camelo M, Nevins ML, Schenk RK, Lynch SE, Nevins M (2003) Regeneração periodontal em furcações de Classe II humanas utilizando o fator de crescimento derivado de plaquetas humanas purificado (rhPDGF-BB) com aloenxerto ósseo. Int J Periodontics Restorative Dent 23:213-225
90. Cardaropoli G, Araujo M, Hayacibara R, Sukekava F, Lindhe J (2005) Cicatrização de alvéolos de extração e defeitos produzidos cirurgicamente - aumentados e não aumentados - no rebordo alveolar. Um estudo experimental no cão. J Clin Periodontol 32:435440
91. Carinci F, Palmieri A, Martinelli M, Perrotti V, Piattelli A, Brunelli G, Arlotti M, Pezzetti F (2007) Genetic portrait of osteoblast-like cells cultured on PerioGlas. J Oral Implantol 33(6):327-333

92. Carranza FA Jr, Kenney EB, Lekovic V, Talamante E, Valencia J, Dimitrijevic B (1987) Estudo histológico da cicatrização de defeitos periodontais humanos após a colocação de implantes de hidroxilapatite porosa. J Periodontol 58:682-688
93. Carvalho VA, Tosello Dde O, Salgado MA, Gomes MF (2004) Análise histomorfométrica da matriz homogénea de dentina desmineralizada como material osteopromotor em mandíbulas de coelhos. Int J Oral Maxillofac Implants 19(5):679-686
94. Centros de Controlo e Prevenção de Doenças (2010) Bone allografts. Qual é o risco de transmissão de doenças com aloenxertos ósseos? In: Departamento de Saúde e Serviços Humanos. Disponível em: http://www.cd.gov/OralHealth/Infectioncontrol/faq/allografts.htm. Acedido em 19 Out 2010
95. Chen CC , Wang HL, Smith F, Glickman GN, Shyr Y, O'Neal RB (1995) Avaliação de uma membrana de colagénio com e sem enxertos ósseos no tratamento de defeitos intra-ósseos periodontais. J Periodontol 66(10):838-847
96. Chen FM, Zhang J, Zhang M, An Y, Chen F, Wu ZF (2010) Uma revisão da tecnologia regenerativa endógena na medicina regenerativa periodontal. Biomaterials 31(31): 7892-7927
97. Chiang YC, Chen HJ, Liu HC, Kang SH, Lee BS, Lin FH, Lin HP, Lin CP (2010) Um novo biomaterial mesoporoso para o tratamento da hipersensibilidade da dentina. J Dent Res 89:236240
98. Choi JY, Jung UW, Lee IS, Kim CS, Lee YK, Choi SH (2011) Resolução de defeitos intra-ósseos de três paredes criados cirurgicamente em implantes utilizando três biomateriais diferentes: um estudo in vivo. Clin Oral Implants Res 22(3):343-348.
99. Chris Arts JJ, Verdonschot N, Schreurs BW, Buma P (2006) A utilização de uma pasta de hidroxiapatite nano-cristalina bioreabsorvível no enxerto de impactação do osso acetabular. Biomateriais 27: 1110-1118
100. Christgau M, Moder D, Hiller K-A, Dada A, Schmitz G, Schmalz G (2006) Factores de crescimento e citocinas no concentrado de plaquetas autólogo e a sua correlação com os resultados da regeneração periodontal. J Clin Periodontol 33:837-845
101. Cochran DL, Jones A, Heijl L, Mellonig JT, Schoolfield J, King GN (2003) Regeneração periodontal com uma combinação de proteínas da matriz do esmalte e enxerto ósseo autógeno. J Periodontol 74:1269-1281
102. Cohen MS, Whitman K (1997) Cimento ósseo de fosfato de cálcio: O sistema de reparação esquelética Norian em cirurgia ortopédica. AORN J 65:958-962
103. Comité de Investigação, Ciência e Terapia da Academia Americana de Periodontologia (2001) Tissue banking of bone allografts used in periodontal

regeneration (Banco de tecidos de aloenxertos ósseos utilizados na regeneração periodontal). J Periodontol 72:834-838

104. Comuzzi L, Ooms E, Jansen JA (2002) Cimento de fosfato de cálcio injetável como material de enchimento para defeitos ósseos em redor de implantes orais: um estudo experimental em cabras. Clin Oral Implants Res 13:304-311

106. Constantz BR, Ison IC, Fulmer MT et al (1995) Skeletal repair by in situ formation of the mineral phase of bone. Ciência 267:1796-1799

107. Cortellini P, Pini Prato G, Tonetti MS (1994) Regeneração periodontal de defeitos infra-ósseos humanos. V. Efeito da higiene oral na estabilidade a longo prazo. J Clin Periodontol 21:606-610

108. Cortellini P, Tonetti MS (2000) Foco nos defeitos intra-ósseos: regeneração tecidular guiada. Periodontol 22:104-132

109. Cortellini P, Tonetti M, Lang NP et al (2001) O retalho simplificado de preservação da papila no tratamento regenerativo de defeitos intra-ósseos profundos: resultados clínicos e morbilidade pós-operatória. J Periodontol 72:1702-1712

110. Cortellini P, Nieri M, Prato GP, Tonetti MS (2008) Técnica cirúrgica única minimamente invasiva com um derivado da matriz de esmalte para tratar múltiplos defeitos intra-ósseos adjacentes: resultados clínicos e morbilidade do paciente. J Clin Periodontol 35:605-613

111. Couri CJ, Maze GI, Hinkson DW, Collins BH 3rd, Dawson DV (2002) Sulfato de cálcio hemihidratado de grau médico versus politetrafluoroetileno expandido no tratamento de furcações de classe II mandibulares. J Periodontol 73:1352-1359

112. Curtis AR , West NX, Su B (2010) Síntese de nanobioglass e formação de varetas de apatite para ocluir túbulos dentinários expostos e eliminar a hipersensibilidade. Ata Biomater 6: 3740-3746

113. Damien E, Revell PA (2004) Coralline hydroxyapatite bone graft substitute: a review of experimental studies and biomedical applications. J Appl Biomater Biomech 2:65-73

114. Danesh-Meyer MJ, Filstein MR, Shanaman R (2001) Avaliação histológica da sinusmentação com plasma rico em plaquetas (PRP): uma série de casos. J Int Acad Periodontol 3:48-56

115. Jr De Long WG, Einhorn TA, Koval K, McKee M, Smith W, Sanders R, Watson T (2007) Bone grafts and bone graft substitutes in orthopaedic trauma surgery: a critical analysis. J Bone Joint Surg Am 89:649-658

116. De Putter C , De Groot K, Sillevis-Smith PAE (1983) Implantes transmucosos de hidroxiapatite densa. J Prosthet Dent 49:87-95

117. Demers C, Hamdy CR, Corsi K, Chellat F, Tabrizian M, Yahia L (2002) Exoesqueleto de coral natural como substituto de enxerto ósseo: uma revisão.

Biomed Mater Eng 12:15-35
118. Demir B, Demiralp B, Guncu GN, Uyanik MO, Çağlayan F (2007a) Reimplantação intencional de um dente sem esperança com a combinação de plasma rico em plaquetas, material de enxerto de vidro bioativo e membrana não reabsorvível: um relato de caso. Dent Traumatol 23:190-194
119. Demir B, Sengun D, Berberoğlu A (2007b) Avaliação clínica do plasma rico em plaquetas e do vidro bioativo no tratamento de defeitos intra-ósseos. J Clin Periodontol 34:709-715
120. Dereka XE, Markopoulou CE, Mamalis A, Pepelassi E, Vrotsos IA (2006) Efeito mitogénico dependente do tempo e da dose do fator de crescimento de fibroblastos básico combinado com diferentes materiais de enxerto ósseo: um estudo in vitro. Clin Oral Implants Res 17:554-559
121. Dereka XE, Markopoulou CE, Mamalis A, Vrotsos IA (2009) Efeito da rhBMP-7 combinada com dois enxertos ósseos na diferenciação de células do ligamento periodontal humano. Factores de crescimento 27:274-279
122. Detienville R , Mirot F, Triller C (1986) Estudo clínico de uma cerâmica bioreabsorvível (Synthograft) no tratamento de lesões intra-ósseas. 2. Resultados clínicos após 1 ano. J Parodontol 5:103-110
123. Develiog "lu H, Saraydin SU, Bolayir G, Dupoirieux L (2006) Avaliação do efeito de uma cerâmica bifásica na resposta óssea num modelo de defeito da calvária de um rato. J Biomed Mater Res A 77:627-631
124. DiBattista P , Bissada NF, Ricchetti PA (1995) Eficácia comparativa de várias modalidades regenerativas para o tratamento da periodontite juvenil localizada. J Periodontol 66:673-678
125. Dietrich T, Zunker P, Dietrich D, Bernimoulin JP (2003) Cicatrização periapical e periodontal após enxerto ósseo e tratamento de regeneração tecidular guiada de defeitos apicomarginais em cirurgia perirradicular: resultados após 12 meses. Oral Surg Oral Med Oral Pathol Oral Radiol Endod 95:474-482
126. Dori F, Huszar T, Nikolidakis D, Tihanyi D, Horvath A, Arweiler NB, Gera I, Sculean A (2008) Efeito do plasma rico em plaquetas na cicatrização de defeitos intra-ósseos tratados com fosfato tricálcico Beta e membranas de politetrafluoroetileno expandido. J Periodontol 79:660-669
127. Dragoo MR, Kaldahl WB (1983) Avaliação clínica e histológica de aloplastos e aloenxertos na cirurgia periodontal regenerativa em humanos. Int J Periodontics Restorative Dent 3:8-29
128. Drury GI, Yukna RA (1991) Avaliação histológica da combinação de tetraciclina e osso liofilizado alogénico na regeneração óssea em defeitos experimentais em babuínos. J Periodontol 62:652-658
129. Duval BT, Maynard JG, Gunsolley JC, Waldrop TC (2000) Tratamento de

defeitos mucogengivais humanos utilizando uma membrana bioabsorvível com e sem um aloenxerto ósseo liofilizado desmineralizado. J Periodontol 71:1687-1692

130.Dybvik T, Leknes KN, Boe OE, Skavland RJ, Albandar JM(2007) Carga cerâmica bioactiva no tratamento de defeitos ósseos graves: Resultados de 12 meses. J Periodontol 78:403-410

131.Elder S, Frankenburg E, Goulet J, Yetkinler D, Poser R, Goldstein S (2000) Biomechanical evaluation of calcium phosphate cement-augmented fixation of unstable intertrochanteric fractures. J Orthop Trauma 14:386-393

132.Elkins AD, Jones LP (1988) The effects of plaster and autogenous cancellous bone on the healing of cortical defects in the femurs of dogs. Vet Surg 17:71-76

133.Ellinger RF, Nery EB, Lynch KL (1986) Avaliação histológica de defeitos ósseos periodontais após a implantação de cerâmica de hidroxiapatite e fosfato de cálcio bifásico: relato de um caso. Int J Periodontics Restorative Dent 6:2233

134.Eppley BL, Pietrzak WS, Blanton MW (2005) Osso aloenxertado e aloplástico substitutos: uma revisão da ciência e tecnologia para o cirurgião craniomaxilofacial. J Craniofac Surg 16(6):981-989

135.Espanol M, Perez RA, Montufar EB, Marichal C, Sacco A, Ginebra MP (2009) Porosidade intrínseca dos cimentos de fosfato de cálcio e a sua importância para a administração de medicamentos e aplicações de engenharia de tecidos. Ata Biomater 5:2752-2762

136.Esposito M, Coulthard P, Worthington HV (2003) Derivado da matriz de esmalte (Emdogain) para regeneração de tecido periodontal em defeitos intra-ósseos (Cochrane Review). Cochrane Database Syst Rev (2):CD003875 Esposito M, Grusovin MG, Coulthard P, Worthington HV (2006) The efficacy of various bone augmentation procedures for dental implants: a Cochrane systematic review of randomized controlled clinical trials. Int J Oral Maxillofac Implants 21:696-710

137.Esposito M, Grusovin MG, Coulthard P, Worthington HV (2008) A eficácia das intervenções para tratar a peri-implantite: uma revisão sistemática Cochrane de ensaios clínicos controlados e aleatorizados. Eur J Oral Implantol 1:111-125

138.Evans GH, Yukna RA, Sepe WW, Mabry TW, Mayer ET (1989) Efeito de vários materiais de enxerto com tetraciclina na periodontite juvenil localizada. J Periodontol 60:491-497

139.Ewers R, Goriwoda W, Schopper C, Moser D, Spassova E (2004) Achados histológicos em áreas de osso aumentado fornecidas com dois materiais substitutos ósseos diferentes combinados com levantamento do fundo do seio.

Relato de um caso. Clin Oral Implants Res 15:96-100

140. Fagan MC, Owens H, Smaha J, Kao RT (2008) Aumento simultâneo de tecidos duros e moles para implantes na zona estética: relatório de 37 casos consecutivos. J Periodontol 79:1782-1788

141. FDA (2010a) http://www.accessdata.fda.gov/cdrh_docs/pdf4/_k040278.pdf. Acedido em 22 de outubro de 2010

142. FDA (2010b) http://www.accessdata.fda.gov/cdrh_docs/pdf3/_k031073.pdf. Acedido em 22 de outubro de 2010

143. FDA (2010c) http://www.accessdata.fda.gov/cdrh_docs/pdf/_k003457.pdf. Acedido em 22 de outubro de 2010

144. FDA (2010d) http://www.accessdata.fda.gov/cdrh_docs/pdf4/_k040980.pdf. Acedido em 22 de outubro de 2010

145. FDA (2010e) http://www.accessdata.fda.gov/cdrh_docs/pdf4/_K042730.pdf. Acedido em 22 de outubro de 2010

146. Feng JQ, Luan X, Wallace J, Jing D, Ohshima T, Kulkarni AB, D'Souza RN, Kozak CA, MacDougall M (1998) Organização genómica, mapeamento cromossómico e análise do promotor do gene da dentina sialofosfoproteína (Dspp) do rato, que codifica tanto a dentina sialoproteína como a dentina fosfoproteína. J Biol Chem 273:9457-9464

147. Fernandez MR, Guirado JL, Ruiz RA, Sanchez de-Val JE, Ortega VV, Olmos LM (2011) Resposta óssea a hidroxiapatitas com porosidade aberta de origem animal (porcina [OsteoBiol(R) mp3] e bovina [Endobon(R)]): um estudo radiológico e histomorfométrico. Clin Oral Implants Res. doi:doi: 10.1111/j.1600- 0501.2010.02058.x; (Epub ahead of print)

148. Figueiredo M, Henriques J, Martins G, Guerra F, Judas F, Figueiredo H (2010) Caracterização físico-química de biomateriais habitualmente utilizados em medicina dentária como substitutos ósseos - comparação com osso humano. J Biomed Mater Res B Appl Biomater 92(2):409-419

149. Flemmig TF, Ehmke B, Bolz K, Kubler NR, Karch H, Reuther J, Klaiber B (1998) Manutenção a longo prazo do ganho de osso alveolar após a implantação de osso alogénico autolisado, extraído de antigénio, em defeitos intra-ósseos periodontais. J Periodontol 69 :47-53

150. Francis J, Brunsvold M, Prewett A, Mellonig J (1995) Avaliação clínica de uma matriz óssea alogénica no tratamento de defeitos ósseos periodontais. J Periodontol 66:1074-1079

151. Frei B, Steveling H, Mertens C (2010) Grânulos de titânio poroso para regeneração óssea em defeitos relacionados com peri-implantite. Apresentado na 19ª Reunião Científica Anual da Associação Europeia de Osteointegração, 6-9 de outubro de 2010, Glasgow, Reino Unido. Clin Oral Implants Res 21:1146

152.Froum SJ (1996) Avaliação histológica humana do polímero HTR e do aloenxerto ósseo liofilizado. Relato de um caso. J Clin Periodontol 23:615-620
153.Froum S, Stahl SS (1987) Respostas de cicatrização intra-óssea humana à colocação de implantes de cerâmica de fosfato tricálcico. II. 13 a 18 meses. J Periodontol 58:103-109
154.Froum SJ, Thaler R, Scopp IW, Stahl SS (1975a) Auto-enxertos ósseos. I. Respostas clínicas a misturas ósseas ou enxertos de medula da anca. J Periodontol 46:515-521
155.Froum SJ, Thaler R, Scopp IW, Stahl SS (1975b) Auto-enxertos ósseos. II. Respostas histológicas a enxertos de mistura de coagulumbone ósseo. J Periodontol 46:656661
156.Froum SJ, Ortiz M, Witkin RT, Thaler R, Scopp IW, Stahl SS (1976) Auto-enxertos ósseos. III. Comparação de implantes de mistura de osso e coágulo ósseo com curetagem aberta. J Periodontol 47:287-294
157.Froum SJ, Kushner L, Scopp IW, Stahl SS (1982) Respostas clínicas e histológicas humanas a implantes de Durapatite em lesões intra-ósseas. Relatos de casos. J Periodontol 53:719-725
158.Froum SJ, Kushner L, Stahl SS (1983) Respostas de cicatrização de lesões intra-ósseas humanas após a utilização de desbridamento, enxerto e tratamento com ácido cítrico. I. Observações clínicas e histológicas seis meses após a cirurgia. J Periodontol 54:67-76
159.Froum SJ, Weinberg MA, Tarnow D (1998) Comparação de partículas de enxerto ósseo sintético de vidro bioativo e desbridamento aberto no tratamento de defeitos periodontais humanos. Um estudo clínico. J Periodontol 69:698-709
160.Fujikawa K, Sugawara A, Murai S, Nishiyama M, Takagi S, Chow LC (1995) Reação histopatológica do cimento de fosfato de cálcio em defeitos ósseos periodontais. Dent Mater J 14:45-57
161.Furusawa T, Mizunuma K, Yamashita S, Takahashi T (1998) Investigação da formação óssea precoce utilizando vidro bioativo reabsorvível na mandíbula do rato. Int J Oral Maxillofac Implants 13:672-676
162.Galgut PN, Waite IM, Bookshaw JD, Kingston CP (1992) Um estudo clínico controlado de 4 anos sobre a utilização de um material de implante de hidroxilapatite cerâmica para o tratamento de defeitos ósseos periodontais. J Clin Periodontol 19 :570-577
163.Gao TJ, Tuominen TK, Lindholm TS, Kommonen B, Lindholm TC (1997) Diferenças morfológicas e biomecânicas na cicatrização de defeitos tibiais segmentares implantados com Biocoral ou cilindros de fosfato tricálcico. Biomateriais 18:219-223
164.Gauthier O, Boix D, Grimandi G, Aguado E, Bouler JM, Weiss P, Daculsi G

(1999) Um novo biomaterial injetável de fosfato de cálcio para preenchimento ósseo imediato de alvéolos de extração: um estudo preliminar em cães. J Periodontol 70:375-383

165. Giannoudis PV, Dinopoulos H, Tsiridis E (2005) Substitutos ósseos: uma atualização. Lesões 36(Suppl 3):S20-S27

166. Ginebra MP, Traykova T, Planell JA (2006a) Calcium phosphate cements as bone drug delivery systems: a review. J Control Release 113:102-110

167. Ginebra MP, Traykova T, Planell JA (2006b) Calcium phosphate cements: competitive drug carriers for the musculoskeletal system? Biomateriais 27:2171-2177

168. Gomes MF, dos Anjos MJ, Nogueira TO, Guimaraes SA (2001) Avaliação histológica da propriedade osteoindutora da matriz de dentina desmineralizada autógena em defeitos ósseos cirúrgicos em crânios de coelhos utilizando membrana amniótica humana para regeneração óssea guiada. Int J Oral Maxillofac Implants 16:563-571

169. Govindaraj S , Costantino PD, Friedman CD (1999) Utilização atual de substitutos ósseos em cirurgia maxilofacial. Facial Plast Surg 15:73-81, Revisão

170. Gross JS (1997) Materiais de enxerto ósseo para aplicações dentárias: um guia prático. Compend Contin Educ Dent 18:1013-1020

171. Guida L, Annunziata M, Belardo S, Farina R, Scabbia A, Trombelli L (2007) Efeito de partículas de osso cortical autógeno em conjunto com derivados da matriz de esmalte no tratamento de defeitos intra-ósseos periodontais. J Periodontol 78:231238

172. Guillemin G, Meunier A, Dallant P, Christel P, Pouliquen JC, Sedel L (1989) Comparação da reabsorção de corais e da aposição óssea com dois corais naturais de diferentes porosidades. J Biomed Mater Res 23:765-779

173. Gupta R, Pandit N, Malik R, Sood S (2007) Avaliação clínica e radiológica de um xenoenxerto ósseo para o tratamento de defeitos infra-ósseos. J Can Dent Assoc 73:513

174. Gurinsky BS , Mills MP, Mellonig JT (2004) Avaliação clínica de aloenxerto ósseo desmineralizado liofilizado e derivado de matriz de esmalte versus derivado de matriz de esmalte isolado para o tratamento de defeitos ósseos periodontais em humanos. J Periodontol 75:1309-1318

175. Haimi S, Suuriniemi N, Haaparanta AM, Ella V, Lindroos B, Huhtala H, Raty S, Kuokkanen H, Sandor GK, Kellomaki M, Miettinen S, Suuronen R (2009) Growth and osteogenic differentiation of adipose stem cells on PLA/bioactive glass and PLA/beta-TCP scaffolds. Tissue Eng A 15:1473-1480

176. Hallman M, Thor A (2008) Substitutos ósseos e factores de crescimento como alternativa/complemento ao osso autógeno para enxertos em implantologia

dentária. Periodontol 2000 47:172-192

177. Hallman M, Lundgren S, Sennerby L (2001) Análise histológica de biopsias clínicas efectuadas 6 meses e 3 anos após o aumento do pavimento do seio maxilar com 80% de hidroxiapatite bovina e 20% de osso autógeno misturado com cola de fibrina. Clin Implant Dent Relat Res 3:87-96
178. Hammerle CH, Chiantella GC, Karring T, Lang NP (1998) O efeito de um mineral ósseo bovino desproteinizado na regeneração óssea em redor de implantes dentários de titânio. Clin Oral Implants Res 9:151-162
179. Handschel J, Simonowska M, Naujoks C, Depprich RA, Ommerborn MA, Meyer U, Kubler NR (2009) Uma meta-análise histomorfométrica da elevação do seio maxilar com vários materiais de enxerto. Head Face Med 5:12
180. Hanes PJ (2007) Enxertos de substituição óssea para o tratamento de defeitos intra-ósseos periodontais. Oral Maxillofac Surg Clin North Am 19(4):499-512
181. Haris AG, Szabo G, Ashman A, Divinyi T, Suba Z, Martonffy K (1998) Estudo histológico prospetivo de cinco anos em 224 pacientes de aplicações clínicas utilizando um aloplast ósseo sintético. Implant Dent 7:287-299
182. Harris RJ (1998) Uma avaliação clínica de um aloenxerto combinado com uma membrana bioabsorvível versus um enxerto composto de aloplasto/aloenxerto combinado com uma membrana bioabsorvível. 100 casos tratados consecutivamente. J Periodontol 69: 536546
183. Harris RJ (2004) Avaliação clínica de um enxerto ósseo compósito com uma barreira de sulfato de cálcio. J Periodontol 75:685-692
184. Harris RJ, Harris LE, Harris CR, Harris AJ (2007) Avaliação clínica de uma técnica regenerativa combinada com derivado de matriz de esmalte, enxertos ósseos e regeneração tecidular guiada. Int J Periodontics Restorative Dent 27:171-179
185. Hashimoto K (1983) Estudos fundamentais sobre implantes de gesso utilizados para bolsas infra-ósseas, com especial referência à aplicação de gesso de Paris (tipo pasta) em defeitos ósseos experimentais. Nippon Shishubyo Gakkai Kaishi 25:44-65
186. Hashimoto-Uoshima M, Ishikawa I, Kinoshita A, Weng HT, Oda S (1995) Observação clínica e histológica da substituição de fosfato de cálcio bifásico por tecido ósseo em macacos. Int J Periodontics Restorative Dent 15:205-213
187. Hattar S, Asselin A, Greenspan D, Oboeuf M, Berdal A, Sautier JM (2005) Potencial das superfícies biomiméticas para promover a diferenciação in vitro de células semelhantes a osteoblastos. Biomateriais 26(8):839-848
188. Hayashi C, Kinoshita A, Oda S, Mizutani K, Shirakata Y, Ishikawa I (2006) O cimento ósseo de fosfato de cálcio injetável proporciona um espaço favorável e um suporte para a regeneração periodontal em cães. J Periodontol 77:940-946

189. Heinz B, Kasaj A, Teich M, Jepsen S (2010) Efeitos clínicos da pasta de hidroxiapatite nanocristalina no tratamento de defeitos periodontais intra-ósseos: um estudo clínico controlado e aleatório. Clin Oral Investig 14(5):525-531
190. Hench LL (2006) A história do Bioglass. J Mater Sci Mater Med 17:967-978
191. Hench LL, Splinter RJ, Allen WC, Greenlee TK (1971) Mecanismo de ligação na interface de materiais protéticos cerâmicos: Parte 1. J Biomed Mater Res Symp 2:117-141
192. Herold RW, Pashley DH, Cuenin MF, Niagro F, Hokett SD, Peacock ME, Mailhot J, Borke J (2002) Os efeitos de vários graus de descalcificação do aloenxerto nas células de osteoclastos porcinos em cultura. J Periodontol 73:213-219
193. Hiatt WH, Schallhorn RG (1973) Transplantes intra-orais de osso esponjoso e medula óssea em lesões periodontais. J Periodontol 44:194-208
194. Hogset O, Bredberg G (1986) Gesso de Paris: propriedades térmicas e biocompatibilidade. Um estudo sobre um material de implante alternativo para cirurgia do ouvido. Ata Otolaryngol (Stockh) 101: 445-452
195. Hoidal MJ , Grimard BA, Mills MP, Schoolfield JD, Mellonig JT, Mealey BL (2008) Avaliação clínica do aloenxerto ósseo desmineralizado liofilizado com e sem derivado de matriz de esmalte para o tratamento de defeitos ósseos periodontais em humanos. J Periodontol 79:2273-2280
196. Holmberg L, Forsgren L, Kristerson L (2008) Porous titanium granules for implant stability and bone regeneration - a case followed for 12 years. Ups J Med Sci 113:217-220
197. Honig JF, Merten HA, Heinemann DE (1999) Risco de transmissão de agentes associados à doença de Creutzfeldt-Jakob e à encefalopatia espongiforme bovina. Plast Reconstr Surg 103:1324-1325
198. Horvath A, Stavropoulos A, Sculean A (2009) Avaliação clínica e histológica de defeitos periodontais intra-ósseos humanos tratados com uma pasta de hidroxiapatite nanocristalina não sinterizada (OstimR). J Clin Periodontol 36:116
199. Hu S, Chang J, Liu M, Ning C (2009) Estudo sobre o efeito antibacteriano de 45 S5 Bioglass. J Mater Sci Mater Med 20:281-286
200. Huber FX, Belyaev O, Hillmeier J, Kock HJ, Huber C, Meeder PJ, Berger I (2006) Primeiras observações histológicas sobre a incorporação de uma nova pasta de hidroxiapatite nanocristalina OSTIM no osso esponjoso humano. BMC Musculoskelet Disord 7:50
201. Huber FX, Berger I, McArthur N, Huber C, Kock HP, Hillmeier J, Meeder PJ (2008) Avaliação de uma nova pasta de hidroxiapatite nanocristalina e de uma cerâmica de hidroxiapatite sólida para o tratamento de defeitos ósseos de

tamanho crítico (CSD) em coelhos. J Mater Sci Mater Med 19(1):33-38

202.Hurzeler MB, Quinones CR, Kirsch A, Gloker C, Schupbach P, Strub JR, Caffesse RG (1997) Aumento do seio maxilar utilizando diferentes materiais de enxerto e implantes dentários em macacos. Parte I. Avaliação da matriz óssea anorgânica derivada de bovino. Clin Oral Implants Res 8(6):476-486

203.Hutchens LH Jr (1999) A utilização de um mineral ósseo bovino em defeitos ósseos periodontais: relatos de casos. Compend Contin Educ Dent 20:365-368

204.Ignatius AA, Schmidt C, Kaspar D, Claes LE (2001) Biocompatibilidade in vitro de cerâmicas de vidro experimentais reabsorvíveis para substitutos ósseos. J Biomed Mater Res 55:285-294

205.Ihoki M (1991) Estudos experimentais sobre a indução de cartilagem e osso pela matriz de dentina humana. Nihon Koukuugeka Gakkaisi 12:1-14

206.Inoue T, Deporter DA, Melcher AH (1986a) Indução de cartilagem e osso por dentina desmineralizada em ácido cítrico. J Periodontal Res 21(3):243-255

207.Inoue T, Deporter DA, Melcher AH (1986b) Indução da condrogénese no músculo, pele, medula óssea e ligamento periodontal por dentina desmineralizada e matriz óssea in vivo e in vitro. J Dent Res 65:12-22

208.Ito T, Shibukawa Y, Amano H, Kawai H, Yamada S (2002) Efeito da pasta de hidróxido de cálcio na formação óssea. J Dent Res 81:A-128, Resumo 0857

209.Jang BJ, Byeon YE, Lim JH, Ryu HH, Kim WH, Koyama Y, Kikuchi M, Kang KS, Kweon OK (2008) A implantação de células estaminais mesenquimais derivadas do sangue do cordão umbilical canino misturadas com fosfato beta-tricálcico melhora a osteogénese em cães modelo de defeito ósseo. J Vet Sci 9:387-393

210.Jarcho M (1981) Calcium phosphate ceramics as hard tissue prosthestics. Clin Orthop 157:259-278

211.Jarcho M , Kay JF, Gumaer KI, Doremus RH, Drobeck HP (1977) Tissue cellular and subcellular events at a boneceramics interface. J Bioeng 1:79-92

212.Jensen SS, Aaboe M, Pinholt EM, Hjorting-Hansen E, Melsen F, Ruyter IE (1996) Reação tecidular e caraterísticas materiais de quatro substitutos ósseos. Int J Oral Maxillofac Implants 11:55-66

213.Jensen SS, Yeo A, Dard M, Hunziker E, Schenk R, Buser D (2007) Avaliação do fosfato de cálcio bifásico ael em defeitos ósseos padronizados: um estudo histológico e histomorfométrico nas mandíbulas de minipigs. Clin Oral Implants Res 18:752-760

214.Jonsson B, Mjoberg B (2009) Tratamento cirúrgico de fracturas por depressão do planalto tibial lateral utilizando grânulos de titânio poroso. Ups J Med Sci 114:52-54

215.Juodzbalys G, Wang H-L (2007) Avaliação dos tecidos moles e duros na colocação imediata de implantes: uma série de casos. Clin Oral Implants Res

18:237-243

216.Kamitakahara M, Ohtsuki C, Miyazaki T (2008) Artigo de revisão: comportamento de biomateriais cerâmicos derivados de fosfato tricálcico em condições fisiológicas. J Biomater Appl 23:197-212

217.Karatzas S, Zavras A, Greenspan D, Amar S (1999) Observações histológicas da cicatrização de feridas periodontais após tratamento com PerioGlas em primatas não humanos. Int J Periodontics Restorative Dent 19:489-499

218.Kasaj A, Willershausen B, Berakdar M, Tekyatan H, Sculean A (2006) Efeito de uma suspensão oleosa de hidróxido de cálcio na cicatrização precoce de feridas após terapia periodontal não cirúrgica. Clin Oral Investig 10:72-76

219.Kasaj A, Willershausen B, Jewszyk N, Schmidt M (2007) Efeito de uma suspensão oleosa de hidróxido de cálcio (Osteoinductal) em fibroblastos periodontais humanos. Um estudo in vitro. Eur J Med Res 12:268-272

220.Kasaj A, Rohrig B, Zafiropoulos GG, Willershausen B (2008a) Avaliação clínica da pasta de hidroxiapatite nanocristalina no tratamento de defeitos ósseos periodontais humanos - um ensaio clínico controlado e aleatório: Resultados de 6 meses. J Periodontol 79:394-400

221.Kasaj A, Willershausen B, Reichert C, Rohrig B, Smeets R, Schmidt M (2008b) Capacidade da pasta de hidroxiapatite nanocristalina para promover a proliferação de células do ligamento periodontal humano. J Oral Sci 50:279-285

222.Kasperk C , Ewers R, Simons B, Kasperk R (1988) Algaederived (phycogene) hydroxyapatite. Int J Oral Maxillofac Surg 17:319-324

223.Kassolis JD, Rosen PS, Reynolds MA (2000) Aumento do rebordo alveolar e do seio maxilar utilizando plasma rico em plaquetas em combinação com aloenxerto ósseo liofilizado: série de casos. J Periodontol 71:1654-1661

224.Kawai T, Urist MR (1989) Uma proteína morfogenética óssea derivada de dentes de bovino. J Dent Res 68:1069-1074

225.Keles GC, Cetinkaya BO, Albayrak D, Koprulu H, Acikgoz G (2006) Comparação entre o granulado de plaquetas e o vidro bioativo na terapia regenerativa periodontal. Ata Odontol Scand 64:327-333

226.Kenney EB, Lekovic V, Han T, Carranza FA Jr, Dimitrijevic B (1985) A utilização de implantes de hidroxilapatite porosa (HA) em defeitos periodontais. I. Resultados clínicos após seis meses. J Periodontol 56:82-88

227.Kenney EB , Lekovic V, Sa Ferreira JC, Han T, Dimitrijevic B, Carranza FA Jr (1986) Bone formation within porous hydroxylapatite implants in human periodontal defects. J Periodontol 57:76-83

228.Kim C-K, Choi E-J, Cho K-S, Chai JK, Wikesjo UME (1996) Reparação periodontal em defeitos intra-ósseos tratados com um implante de carbonato de cálcio e regeneração tecidular guiada. J Periodontol 67:1301-1306

229. Kim CK, Chai JK, Cho KS, Moon IS, Choi SH, Sottosanti JS, Wıkesjo UM (1998) Reparação periodontal em defeitos intra-ósseos tratados com um implante de sulfato de cálcio e uma barreira de sulfato de cálcio. J Periodontol 69:1317-1324
230. Kimble KM , Eber RM, Soehren S, Shyr Y, Wang HL (2004) Tratamento da recessão gengival utilizando uma membrana de colagénio com ou sem a utilização de aloenxerto ósseo desmineralizado e congelado para manutenção do espaço. J Periodontol 75:210-220
231. Kirsh ER, Garg AK (1994) Manutenção do rebordo pós-extração utilizando o implante endósseo de manutenção do rebordo (ERMI). Compêndio 15:234, 236, 238 passim; quiz 244
232. Klongnoi B, Rupprecht S, Kessler P, Zimmermann R, Thorwarth M, Pongsiri S, Neukam FW, Wiltfang J, Schlegel KA (2006) Ausência de efeitos benéficos do plasma plaquetário na sinusmentação utilizando fluorohidroxiapatite ou osso autógeno: um estudo exploratório. J Clin Periodontol 33:500-509
233. Knabe C, Driessens FC, Planell JA, Gildenhaar R, Berger G, Reif D, Fitzner R, Radlanski RJ, Gross U (2000) Avaliação de fosfatos de cálcio e cimentos ósseos de fosfato de cálcio experimentais utilizando culturas osteogénicas. J Biomed Mater Res 52:498-508
234. Kohal RJ, Hurzeler MB, Schneider SR, Riede UN, Caffesse RG (1997) O efeito de uma pasta de hidróxido de cálcio na cicatrização de feridas e na osseointegração de implantes dentários. Um estudo piloto em cães beagle. Clin Oral Implants Res 8:375-385
235. Kolerman R, Tal H, Moses O (2008) Análise histomorfométrica do osso recém-formado após o aumento do pavimento do seio maxilar utilizando aloenxerto de osso cortical moído e membrana interna de colagénio. J Periodontol 79:2104-2111
236. Kontonasaki E, Sivropoulou A, Papadopoulou L, Garefis P, Paraskevopoulos K, Koidis P (2007) Fixação e proliferação de fibroblastos do ligamento periodontal humano em cerâmica modificada com vidro bioativo. J Oral Rehabil 34:57-67
237. Koo KT, Polimeni G, Qahash M, Kim CK, Wikesjo UM (2005) Reparação periodontal em cães: a regeneração tecidular guiada melhora a formação óssea em sítios implantados com um biomaterial de carbonato de cálcio derivado de coral. J Clin Periodontol 32:104-110
238. Kothiwale SV , Anuroopa P, Gajiwala AL (2009) Uma avaliação clínica e radiológica de DFDBA com membrana amniótica versus xenoenxerto derivado de bovino com membrana amniótica em defeitos de furca periodontal humana de grau II. Banco de Tecidos e Células 10:317-326
239. Kotschy P, Laky M (2006) Reconstrução de osso alveolar supracrestal perdido

em consequência de periodontite crónica grave. Resultado em cinco anos: relato de caso. Int J Periodontics Restorative Dent 26:425-431

240. Kuo TC, Lee BS, Kang SH, Lin FH, Lin CP (2007) Citotoxicidade da pasta de biovidro DP utilizada no tratamento da hipersensibilidade dentinária. J Endod 33:451-454

241. Kuru B, Yilmaz S, Argin K, Noyan U (2006) Derivado de matriz de esmalte isolado ou em combinação com um vidro bioativo em defeitos intra-ósseos largos. Clin Oral Investig 10:227-234

242. Kwon HR, Wikesjo UM, Park JC, Kim YT, Bastone P, Pippig SD, Kim CK (2010) O fator de crescimento/diferenciação-5 melhora significativamente a cicatrização/regeneração de feridas periodontais em comparação com o fator de crescimento derivado de plaquetas-BB em cães. J Clin Periodontol 37:739-746

243. Lamb JW 3rd, Greenwell H, Drisko C, Henderson RD, Scheetz JP, Rebitski G (2001) A comparison of porous and non-porous teflon membranes plus demineralized freeze-dried bone allograft in the treatment of class II buccal/lingual furcation defects: a clinical reentry study. J Periodontol 72:1580-1587

244. Lang NP, Tonetti MS, Suvan JE, Bernard JP, Botticelli D, Fourmousis I, Hallund M, Jung R, Laurell L, Salvi GE, Shafer D, Weber H-P (2007) Colocação imediata de implantes com cicatrização transmucosa em áreas de prioridade estética: um ensaio clínico multicêntrico controlado e aleatório I. Resultados cirúrgicos. Clin Oral Implants Res 18:188-196

245. Larsson S (2010) Fosfatos de cálcio: quais são as provas? J Orthop Trauma 24(Suppl 1):S41-S45

246. Laschke MW, Witt K, Pohlemann T, Menger MD (2007) Pasta de hidroxiapatite nanocristalina injetável para substituição óssea: Análise in vivo da biocompatibilidade e vascularização. J Biomed Mater Res B Appl Biomater 82:494505

247. Laurell L, Gottlow J, Zybutz M, Persson R (1998) Tratamento de defeitos intra-ósseos por diferentes procedimentos cirúrgicos. Uma revisão da literatura. J Periodontol 69:303313

248. Lee BS , Tsai HY, Tsai YL, Lan WH, Lin CP (2005) Estudo in vitro da pasta de biovidro DP para o tratamento da hipersensibilidade da dentina. Dent Mater J 24:562- 569

249. Lee BS, Kang SH, Wang YL, Lin FH, Lin CP (2007) Estudo in vitro da oclusão dos túbulos dentinários com sol-gel DP-bioglass para o tratamento da hipersensibilidade da dentina. Dent Mater J 26:52-61

250. Lee CY, Rohrer MD, Prasad HS, Stover JD, Suzuki JB (2009) Enxerto de seio com fluorohidroxiapatite natural para carga imediata: um estudo com análise

histológica e histomorfometria. J Oral Implantol 35:164-175

251. Lee SB, Jung UW, Choi Y, Jamiyandorj O, Kim CS, Lee YK, Chai JK, Choi SH (2010) Investigação da formação óssea utilizando cimento de fosfato de cálcio e vidro em cães beagle. J Periodontal Implant Sci 40:125-131

252. Leknes KN, Andersen KM, Boe OE, Skavland RJ, Albandar JM (2009) Derivado de matriz de esmalte versus preenchimento de cerâmica bioactiva no tratamento de defeitos intra-ósseos: Resultados de 12 meses. J Periodontol 80:219-227

253. Lekovic V, Camargo PM, Weinlaender M, Nedic M, Aleksic Z, Kenney EB (2000) Uma comparação entre as proteínas da matriz do esmalte utilizadas isoladamente ou em combinação com o mineral ósseo poroso bovino no tratamento de defeitos periodontais intra-ósseos em humanos. J Periodontol 71:1110-1116

254. Lekovic V, Camargo PM, Weinlaender M, Vasilic N, Djordjevic M, Kenney EB (2001) A utilização de mineral ósseo poroso bovino em combinação com proteínas da matriz do esmalte ou com um sistema autólogo de fibrinogénio/fibronectina no tratamento de defeitos periodontais intra-ósseos em humanos. J Periodontol 72:1157-1163

255. Levin MP, Getter L, Adrian J, Cutright DE (1974) Cicatrização de defeitos periodontais com implantes de cerâmica. J Clin Periodontol 1:197-205

256. Li H, Pujic Z, Xiao Y, Bartold PM (2000) Identificação das proteínas morfogenéticas ósseas 2 e 4 em preparações comerciais de aloenxertos ósseos desmineralizados liofilizados: estudo piloto. Clin Implant Dent Relat Res 2:110-117

257. Lim HC , Sohn JY, Park JC, Um YJ, Jung UW, Kim CS, Lee YK, Choi SH (2010) Efeitos osteocondutores dos enxertos de cimento de vidro de fosfato de cálcio em defeitos da calvária de coelhos. J Biomed Mater Res B Appl Biomater 95:47-52

258. Lin KY, Bartlett SP, Yaremchuk MJ, Fallon M, Grossman RF, Whitaker LA (1990) O efeito da fixação rígida na sobrevivência de enxertos ósseos onlay: um estudo experimental. Plast Reconstr Surg 86:449-456

259. Linares A, Cortellini P, Lang NP, Suvan J, Tonetti MS, Grupo Europeu de Investigação em Periodontologia (ErgoPerio) (2006) Regeneração tecidular guiada/mineral ósseo bovino desproteinizado ou retalhos de preservação da papila isoladamente para o tratamento de defeitos intra-ósseos. II: preditores radiográficos e resultados. J Clin Periodontol 33:351-358

260. Lohmann CH, Andreacchio D, Koster G, Carnes DL Jr, Cochran DL, Dean DD, Boyan BD, Schwartz Z (2001) Resposta tecidular e osteoindução de enxertos ósseos humanos in vivo. Arch Orthop Trauma Surg 121:583-590

261. Louise F, Fourel J, Roig R (1985) Biocerâmica na cirurgia óssea periodontal.

Ensaio clínico de Synthograft. J Parodontol 4:277-285
262.Lovelace TB, Mellonig JT, Meffert RM, Jones AA, Nummikoski PV, Cochran DL (1998) Avaliação clínica do vidro bioativo no tratamento de defeitos ósseos periodontais em humanos. J Periodontol 69:1027-1035
263.Low SB, King CJ, Krieger J (1997) Uma avaliação da cerâmica bioactiva no tratamento de defeitos ósseos periodontais. Int J Periodontics Restorative Dent 17:358367
264.Lu Z, Zreiqat H (2010a) O fosfato beta-tricálcico exerce osteocondutividade através da integrina alfa2beta1 e da via de sinalização MAPK/ERK a jusante. Biochem Biophys Res Commun 394:323-329
265.Lu Z, Zreiqat H (2010b) The osteoconductivity of biomaterials is regulated by bone morphogenetic protein 2 autocrine loop involving a2b1 integrin and mitogen- activated protein kinase/extracellular related kinase signaling pathways. Tissue Eng A 16:3075-3084
266.Lu JX, Gallur A, Flautre B, Anselme K, Descamps M, Thierry B et al (1998) Estudo comparativo das reacções dos tecidos às cerâmicas de fosfato de cálcio em sítios de osso esponjoso, cortical e medular em coelhos. J Biomed Mater Res 42: 357367
267.Mabry TW, Yukna RA, Sepe WW (1985) Aloenxertos ósseos liofilizados combinados com tetraciclina no tratamento da periodontite juvenil. J Periodontol 56:74-81
268.Machado ME, Souza AS, Araujo VC (2006) Avaliação histológica da capacidade de osteoindução da dentina humana. Int Endod J 39:855-859
269.Magistri A, Botticelli L, Romitelli AM, De Luca P, Evangelisti N, Guadagno I (2006) Trattamento delle grandi cavita cistiche con biomateriali [Tratamento de grandes cavidades císticas com biomateriais]. Chir Orale 2:16-19
270.Maragos P, Bissada NF, Wang R, Cole BP (2002) Comparação de três métodos utilizando sulfato de cálcio como material de enxerto/barreira para o tratamento de defeitos de furca de molares mandibulares de Classe II. Int J Periodontics Restorative Dent 22:493-501
271. Markopoulou CE, Vrotsos IA, Vavouraki HN, Dereka XE, Mantzavinos ZS Respostas das células do ligamento periodontal humano à proteína morfogenética óssea humana recombinante-2 com e sem aloenxertos ósseos. J Periodontol 74:982-989
272.Markou N, Pepelassi E, Vavouraki H, Stamatakis HC, Nikolopoulos G, Vrotsos I, Tsiklakis K (2009) Treatment of periodontal endosseous defects with platelet-rich plasma alone or in combination with demineralized freeze-dried bone allograft: a comparative clinical trial. J Periodontol 80: 1911-1919
273.Markou N, Pepelassi E, Kotsovilis S, Vrotsos I, Vavouraki H, Stamatakis HC (2010) A utilização de plasma rico em plaquetas combinado com aloenxerto

ósseo desmineralizado liofilizado no tratamento de defeitos endósseos periodontais: relato de dois casos clínicos. J Am Dent Assoc 141:967-978

274. Masters L, Mellonig J, Brunsvold M, Numikowski P (1996) Uma avaliação clínica do aloenxerto ósseo desmineralizado liofilizado em combinação com tetraciclina no tratamento de defeitos ósseos periodontais. J Periodontol 67:770-781

275. McGuire MK, Kao RT, Nevins M, Lynch SE (2006) O rhPDGFBB promove a cicatrização de defeitos periodontais: observações clínicas e radiográficas ao longo de 24 meses. Int J Periodontics Restorative Dent 26:223-231

276. McGuire MK, Scheyer ET, Schupbach P (2009a) Tratamento de defeitos de recessão mediado por factores de crescimento: um ensaio controlado aleatório e exame histológico e de tomografia microcomputada. J Periodontol 80:550-564

277. McGuire MK, Scheyer T, Nevins M, Schupbach P (2009b) Avaliação de defeitos de recessão humana tratados com retalhos avançados coronalmente e fator de crescimento derivado de plaquetas humano recombinante purificado-BB com fosfato beta tricálcico ou tecido conjuntivo: um exame histológico e tomográfico microcomputado. Int J Periodontics Restorative Dent 29:7-21

278. Meadows CL , Gher ME, Quintero G, Lafferty TA (1993) A comparison of polylactic acid granules and decalcified freeze-dried bone allograft in human periodontal osseous defects. J Periodontol 64:103-109

279. Mellonig JT (1984) Aloenxerto ósseo calcificado liofilizado como material de implante em defeitos periodontais humanos. Int J Periodontics Restorative Dent 4:40-55

280. Mellonig JT (1992) Autogenous and allogeneic bone grafts in periodontal therapy. Crit Rev Oral Biol Med 3:333-352

281. Mellonig J (2000) Avaliação histológica humana de um xenoenxerto derivado de bovino no tratamento de defeitos ósseos periodontais. Int J Periodontics Restorative Dent 20:19-29

282. Mellonig JT, Valderrama Mdel P, Cochran DL (2009) Avaliação histológica e clínica do fator de crescimento derivado de plaquetas humano recombinante combinado com fosfato beta-tricálcico para o tratamento de defeitos de furca de Classe III humana. Int J Periodontics Restorative Dent 29:169-177

283. Mellonig JT, Valderrama P, Cochran DL (2010) Avaliação clínica e histológica do cimento ósseo de fosfato de cálcio em defeitos ósseos interproximais em humanos: um relatório de quatro pacientes. Int J Periodontics Restorative Dent 30: 121-127

284. Mengel R, Soffner M, Flores-de-Jacoby L (2003) Membrana bioabsorvível e vidro bioativo no tratamento de defeitos intra-ósseos em pacientes com periodontite agressiva generalizada: resultados de um estudo clínico de 12

meses e radiológico. J Periodontol 74:899-908

285.Mengel R, Schreiber D, Flores-de-Jacoby L (2006) Membrana bioabsorvível e vidro bioativo no tratamento de defeitos intra-ósseos em pacientes com periodontite agressiva generalizada: resultados de um estudo clínico e radiológico de 5 anos. J Periodontol 77:1781-1787

286.Meraw SJ , Reeve CM, Lohse CM, Sioussat TM (2000) Tratamento de defeitos periimplantares com cimento de combinação de factores de crescimento. J Periodontol 71:8-13

287.Merkx MAW, Maltha JC, Stoelinga PJW (2003) Avaliação do valor dos aditivos ósseos anorgânicos na pavimentação do seio maxilar: uma revisão de relatórios clínicos. Int J Oral Maxillofac Surg 32:1-6

288.Metsger DS, Driskell TD, Paulsrud JR (1982) Cerâmica de fosfato tricálcico - um implante ósseo reabsorvível: revisão e situação atual. J Am Dent Assoc 105:10351038

289.Misch CE (1999) Contemporary implant dentistry, 2nd edn.Mosby, Pittsburgh, pp 452-476

290.Misch CE, Dietsh F (1993) Materiais de enxerto ósseo em implantologia dentária. Implant Dent 2:158-167

291.Moghadam HG, Sandor GK, Holmes HH, Clokie CM (2004) Avaliação histomorfométrica da regeneração óssea utilizando substitutos ósseos alogénicos e aloplásticos. J Oral Maxillofac Surg 62:202-213

292.Mora F, Ouhayoun JP (1995) Avaliação clínica de implantes de coral natural e de hidroxiapatite porosa em lesões ósseas periodontais: resultados de um acompanhamento de 1 ano. J Clin Periodontol 22:877-884

293.Mott DA, Mailhot J, Cuenin MF, Sharawy M, Borke J (2002) Melhoria da proliferação de osteoblastos in vitro através do enriquecimento seletivo do aloenxerto ósseo liofilizado desmineralizado com factores de crescimento específicos. J Oral Implantol 28:57-66

294.Movin S, Borring-Moller G (1982) Regeneração de defeitos periodontais infra-ósseos em humanos após a implantação de dentina desmineralizada alogénica. J Clin Periodontol 9(2):141-147

295.Munukka E, Lepparanta O, Korkeamaki M, Vaahtio M, Peltola T, Zhang D, Hupa L, Ylanen H, Salonen JI, Viljanen MK, Eerola E (2008) Bactericidal effects ofbioactive glasses on clinically important aerobic bacteria. J Mater Sci Mater Med 19:27-32

296.Muramatsu T, Hamano H, Fukumashi K, Shiigai T, Fujiseki M,Katayanagi T, Osada K, Inoue T, Shimono M (1993) Um estudo experimental da condrogénese e osteogénese na glândula submandibular do rato induzida pela implantação de dentina desmineralizada. Bull Tokyo Dent Coll 34:15-22

297.Murphy KG, Gunsolley JC (2003) Regeneração tecidular guiada para o tratamento de defeitos periodontais intra-ósseos e de furca. Uma revisão sistemática. Ann Periodontol 8(1):266-302

298. Nakanishi S, Ota M, Shibukawa Y, Yamada S (2009) C-Graft na regeneração de tecido periodontal em defeito periodontal intraósseo em cão. J Biomater Appl 24:89104

299. Nandi SK, Roy S, Mukherjee P, Kundu B, De DK, Basu D (2010) Aplicações ortopédicas de enxertos ósseos e substitutos de enxertos: uma revisão. Indian J Med Res 132:15-30

300. Nannmark U, Azarmehr I (2010) Comunicação breve: enxertos ósseos porcinos córtico-esponjosos colagenados. Um estudo em defeitos maxilares de coelhos. Clin Implant Dent Relat Res 12:161-163

301. Nannmark U, Sennerby L (2008) As respostas do tecido ósseo a enxertos de osso porcino corticocaneloso pré-hidratado e colagenizado: um estudo em defeitos maxilares de coelhos. Clin Implant Dent Relat Res 10:264-270

302. Neamat A, Gawish A, Gamal-Eldeen AM (2009) O fosfato beta-tricálcico promove a proliferação celular, a osteogénese e a regeneração óssea em defeitos intra-ósseos em cães. Arch Oral Biol 54:1083-1090

303. Needleman IG, Giedrys-Leeper E, Tucker RJ, Worthington HV (2001) Guided tissue regeneration for periodontal infra-bony defects. Base de dados Cochrane Syst Rev 2:CD001724

304. Nery EB, Lynch KL (1978) Estudos clínicos preliminares de biocerâmica em defeitos ósseos periodontais. J Periodontol 49:523-527

305. Nery EB, LeGeros RZ, Lynch KL, Lee K (1992) Resposta dos tecidos à cerâmica bifásica de fosfato de cálcio com diferentes rácios de HA/beta TCP em defeitos ósseos periodontais. J Periodontol 63:729-735

306. Nevins ML, Camelo M, Nevins M, Nevins M, King CJ, Oringer RJ, Schenk RK, Fiorellini JP (2000) Avaliação histológica humana da cerâmica bioactiva no tratamento de defeitos ósseos periodontais. Int J Periodontics Restorative Dent 20:458467

307. Nevins M, Camelo M, Nevins ML, Schenk RK, Lynch SE (2003a) Regeneração periodontal em humanos utilizando o fator de crescimento derivado de plaquetas-BB humano recombinante (rhPDGFBB) e osso alogénico. J Periodontol 74(9):1282-1292 Nevins ML, Camelo M, Lynch SE, Schenk RK, Nevins M (2003b) Avaliação da regeneração periodontal após enxerto de defeitos intra-ósseos com colagénio bio-oss: um relatório histológico humano. Int J Periodontics Restorative Dent 23:9-17

308. Nevins M, Giannobile WV, McGuire MK, Kao RT, Mellonig JT, Hinrichs JE, McAllister BS, Murphy KS, McClain PK, Nevins ML, Paquette DW, Han TJ, Reddy MS, Lavin PT, Genco RJ, Lynch SE (2005a) Platelet-derived growth fator stimulates bone fill and rate of attachment level gain: results of a large

multicenter randomized controlled trial. J Periodontol 76:2205-2215
309.Nevins ML, Camelo M, Rebaudi A, Lynch SE, Nevins M(2005b) Avaliação microtomográfica tridimensional da regeneração periodontal: um relatório humano de defeitos intra-ósseos tratados com colagénio Bio-Oss. Int J Periodontics Restorative Dent 25:365-373
310.Nevins M, Hanratty J, Lynch SE (2007) Resultados clínicos utilizando o fator de crescimento derivado de plaquetas humano recombinante e aloenxerto ósseo liofilizado mineralizado em defeitos periodontais. Int J Periodontics Restorative Dent 27:421-427
311.Ning Y, Wei T, Defu C, Yonggang X, Da H, Dafu C, Lei S, Zhizhong G (2009) A investigação da degradabilidade da hidroxiapatite coralina biodegradável ael após implantação em coelho. J Biomed Mater Res A 88:741-746
312.Noetzel J, Ozer K, Reisshauer BH, Anil A, Rossler R, Neumann K, Kielbassa AM (2006) Respostas dos tecidos a um cimento experimental de fosfato de cálcio e a um agregado de trióxido mineral como materiais para a reparação de perfurações de furca: um estudo histológico em cães. Clin Oral Investig 10:77-83
313.Nygaard-Ostby P, Bakke V, Nesdal O, Nilssen HK, Susin C, Wikesjo UM (2008) Cicatrização periodontal após cirurgia reconstrutiva: efeito da regeneração tecidular guiada utilizando um dispositivo de barreira bioreabsorvível quando combinado com enxerto ósseo autógeno. Um ensaio clínico controlado e aleatório. J Clin Periodontol 35:37-43
314.Nygaard-Ostby P, Bakke V, Nesdal O, Susin C, Wikesjo UM (2010) Cicatrização periodontal após cirurgia reconstrutiva: efeito da regeneração tecidular guiada utilizando um dispositivo de barreira bioreabsorvível quando combinado com enxerto ósseo autógeno. Um ensaio aleatório controlado com 10 anos de seguimento. J Clin Periodontol 37:366-373
315.Ogawa T, Yamada T, Miura F, Miyazaki S, Machida H, Akimoto Y,Hagiwara K, Kawanishi F, Shirakawa M, Okamoto H (1985)[Avaliação clínica de enxertos ósseos em cirurgia periodontal. 1. Utilização de enxertos de osso autógeno em defeitos ósseos interproximais de 2 e 3 paredes]. Hiroshima Daigaku Shigaku Zasshi 17(1): 214-220
316.Oguntebi B , Clark A, Wilson J (1993) Capeamento pulpar com Bioglass e dentina desmineralizada autóloga em suínos miniatura. J Dent Res 72:484-489
317.Ohgaki M, Kizuki T, Katsura M, Yamashita K (2001) Manipulação da adesão e crescimento selectivos de células através de cargas superficiais de hidroxiapatite polarizada eletricamente. J Biomed Mater Res 57:366-373
318.Okuda K, Tai H, Tanabe K, Suzuki H, Sato T, Kawase T, Saito Y, Wolff LF, Yoshie H (2005) Plasma rico em plaquetas combinado com um enxerto de hidroxiapatite porosa para o tratamento de defeitos periodontais intra-ósseos

em humanos: um estudo clínico controlado comparativo. J Periodontol 76:890-898

319. Ong MM , Eber RM, Korsnes MI, MacNeil RL, Glickman GN, Shyr Y, Wang HL (1998) Avaliação de um aloplast de vidro bioativo no tratamento de defeitos intra-ósseos do periodonto . J Periodontol 69:1346-1354

320. Oonishi H, Kushitani S, Yasukawa E, Iwaki H, Hench LL, Wilson J, Tsuji E, Sugihara T (1997) Particulate bioglass compared with hydroxyapatite as a bone graft substitute. Clin Orthop 334:316-325

321. Oreamuno S, Lekovic V, Kenney EB, Carranza FA Jr, Takei HH,Prokic B (1990) Comparative clinical study of porous hydroxyapatite and decalcified freeze- dried bone in human periodontal defects. J Periodontol 61:399-404

322. Orsini G, Traini T, Scarano A, Degidi M, Perrotti V, Piccirilli M,Piattelli A (2004) Sinusmentação maxilar com partículas Bio-Oss: um estudo de microscopia eletrónica de luz, de varrimento e de transmissão no homem. J Biomed Mater Res B Appl Biomater 74:448-457

323. Orsini M, Orsini G, Benlloch D, Aranda JJ, Sanz M (2008) Resultados clínicos a longo prazo sobre a utilização de enxertos de substituição óssea no tratamento de defeitos periodontais intra-ósseos. Comparação da utilização de enxerto ósseo autógeno mais sulfato de cálcio com enxerto ósseo autógeno coberto com uma membrana bioabsorvível. J Periodontol 79:1630-1637

324. Otsuka M, Matsuda Y, Suwa Y, Fox JL, Higuchi WI (1994) Um novo sistema de administração de fármacos no esqueleto utilizando cimento de fosfato de cálcio auto-regulável. 3. Propriedades físico-químicas e taxa de libertação de insulina bovina e albumina bovina. J Pharm Sci 83:255-258

325. Pagliani L, Andersson P, Lanza M, Nappo A, Verrocchi D, Volpe S, Sennerby L (2010) Um substituto ósseo porcino colagénico para aumento em locais de implantes Neoss: um estudo prospetivo multicêntrico de 1 ano de séries de casos com histologia. Clin Implant Dent Relat Res. doi: 10.1111/j.1708-8208.2010.00314.x [Epub ahead of print]

326. Pagliani L, Volpe S. Regeneração óssea localizada com enxerto ósseo porcino: evidências clínicas e histológicas. Obtido em http://www.orimeda.lt/out/oxbaseshop/html/0/images/wysiwigpro/ OsteoBiol/ Abstracts_2010.03.24.pdf

327. Palmieri A, Pezzetti F, Spinelli G, Arlotti M, Avantaggiato A, Scarano A, Scapoli L, Zollino I, Carinci F (2008) PerioGlas regula o RNA interferente dos osteoblastos. J Prosthodont 17(7):522-526

328. Palmieri A, Pezzetti F, Brunelli G, Martinelli M, Lo Muzio L, Scarano A, Scapoli L, Arlotti M, Guerzoni L, Carinci F (2010) O osso bovino anorgânico (Bio-Oss) regula o miRNA de células semelhantes a osteoblastos. Int J Periodontics Restorative Dent 30:8387

329. Palti A, Hoch T (2002) Um conceito para o tratamento de vários defeitos ósseos dentários. Implant Dent 11(1):73-78
330. Paolantonio M (2002) Técnica regenerativa periodontal combinada em defeitos intra-ósseos humanos por membranas de colagénio e osso bovino anorgânico. Um estudo clínico controlado em . J Periodontol 73:158-166 Paolantonio M, Scarano A, Di Placido G, Tumini V, D'Archivio D, Piattelli A (2001) Cicatrização periodontal em humanos utilizando osso bovino anorgânico e membrana de colagénio derivada de peritoneu bovino: um relato de caso clínico e histológico. Int J Periodontics Restorative Dent 21:505-515
331. Paolantonio M, Perinetti G, Dolci M, Perfetti G, Tete S, Sammartino G, Femminella B, Graziani F (2008) Tratamento cirúrgico de defeitos intra-ósseos periodontais com implante de sulfato de cálcio e barreira versus barreira de colagénio ou desbridamento com retalho aberto apenas: um ensaio clínico controlado e aleatório de 12 meses. J Periodontol 79:1886-1893
332. Papadopoulos CE, Dereka XE, Vavouraki EN, Vrotsos IA (2003) Avaliação in vitro do efeito mitogénico do fator de crescimento derivado das plaquetas-BB nas células do ligamento periodontal humano cultivadas com vários aloenxertos ósseos. J Periodontol 74:451-457
333. Park JS , Suh JJ, Choi SH, Moon IS, Cho KS, Kim CK, Chai JK (2001) Efeitos dos parâmetros clínicos pré-tratamento na implantação de vidro bioativo em defeitos periodontais intra-ósseos. J Periodontol 72:730-740
334. Parodi R, Santarelli G, Carusi G (1996) Aplicação de uma membrana de colagénio de reabsorção lenta à regeneração de tecidos periodontais e periimplantares guiada. Int J Periodontics Restorative Dent 16:174-185
335. Peters CL , Hines JL, Bachus KN, Craig MA, Bloebaum RD (2006) Biological effects of calcium sulfate as a bone graft substitute in ovine metaphyseal defects. J Biomed Mater Res A 76(3):456-462
336. Piattelli A, Scarano A, Corigliano M, Piattelli M (1996a)Comparação da regeneração óssea com a utilização de aloenxertos ósseos liofilizados mineralizados e desmineralizados: um estudo histológico e histoquímico no homem. Biomaterials 17:1127-1131
337. Piattelli A , Scarano A, Mangano C (1996b) Aspectos clínicos e histológicos da cerâmica de fosfato de cálcio bifásico (BCP) utilizada em associação com a colocação de implantes. Biomateriais 17:1767-1770
338. Piattelli A, Podda G, Scarano A (1997) Resultados clínicos e histológicos no aumento do rebordo alveolar utilizando carbonato de cálcio coralino. Biomateriais 18:623627
339. Piattelli M, Favero GA, Scarano A, Orsini G, Piattelli A (1999) Reacções ósseas ao osso bovino anorgânico (Bio-Oss) utilizado em procedimentos de sinusmentação: um relatório histológico a longo prazo de 20 casos em

humanos. Int J Oral Maxillofac Implants 14:835-840
340. Piemontese M, Aspriello SD, Rubini C, Ferrante L, Procaccini M (2008) Tratamento de defeitos intra-ósseos periodontais com aloenxerto ósseo desmineralizado liofilizado em combinação com plasma rico em plaquetas: um ensaio clínico comparativo . J Periodontol 79:802-810
341. Pietruska MD (2001) Um estudo comparativo sobre a utilização do Bio-OssR e do derivado da matriz do esmalte (EmdogainR) no tratamento de defeitos ósseos periodontais. Eur J Oral Sci 109:178-181
342. Polimeni G, Koo KT, Qahash M, Xiropaidis AV, Albandar JM, Wikesjo UM (2004) Factores de prognóstico para a regeneração alveolar: efeito de um biomaterial que proporciona espaço na regeneração tecidular guiada. J Clin Periodontol 31:725-729
343. Polimeni G, Xiropaidis AV, Wikesjo UM (2006) Biologia e princípios da cicatrização/regeneração de feridas periodontais. Periodontol 2000 41:30-47
344. Pollick S, Shors EC, Holmes RE, Kraut RA (1995) Formação óssea e degradação de implantes de cerâmica porosa coralina colocada em locais ósseos e ectópicos. J Oral Maxillofac Surg 53:915-922
345. Prakash S, Sunitha J, Abid S (2010) Avaliação do polímero HTR (Bioplant HTR) como material de enxerto ósseo no tratamento de defeitos ósseos verticais interproximais: um estudo clínico e radiológico. Indian J Dent Res 21(2):179-184
346. Precheur HV (2007) Materiais de enxerto ósseo. Dent Clin North Am 51(3):729-746
347. Price N, Bendall SP, Frondoza C, Jinnah RH, Hungerford DS (1997) Células semelhantes a osteoblastos humanos (MG63) proliferam numa superfície de vidro bioativo. J Biomed Mater Res 37:394-400
348. Pripatnanont P, Nuntanaranont T, Vongvatcharanon S (2009) A proporção de osso bovino desproteinizado e osso autógeno afecta a formação óssea no tratamento de defeitos calvários em coelhos. Int J Oral Maxillofac Surg 38:356-362
349. Quattlebaum JB, Mellonig JT, Hensel NF (1988) Antigenicidade do aloenxerto de osso cortical liofilizado em defeitos ósseos periodontais humanos. J Periodontol 59:394397
350. Rafter M, Baker M, Alves M, Daniel J, Remeikis N (2002) Avaliação da cicatrização com a utilização de uma matriz interna para reparar perfurações de furca. Int Endod J 35:775-783
351. Rajesh JB, Nandakumar K, Varma HK, Komath M (2009) Cimento de fosfato de cálcio como "enxerto de barreira" para o tratamento de defeitos intra-ósseos periodontais humanos. Jornal dentário indiano 20:471-479
352. Reddi AH, Huggins CB (1973) Influência da geometria do dente e do osso

transplantados na transformação dos fibroblastos. Proc Soc Exp Biol Med 143:634-637

353. Reddy KP, Nayak DG, Uppoor AS (2006) Uma avaliação clínica de enxerto ósseo bovino anorgânico mais 10% de colagénio com ou sem barreira no tratamento de defeitos de furca de classe II.J Contemp Dent Pract 7:60-70

354. Renooji W, Hoogendoorn A, Visser WJ, Lentferkink RHF, Schimitz MGJ, Ieperen HV et al (1985) Bioresorption of ceramic strontium-85-labelde calcium phosphate implants in dog femora. Clin Orthop 197:272-285

355. Renvert S, Garrett S, Nilveus R, Chamberlain AD, Egelberg J (1985a) Cicatrização após tratamento de defeitos intra-ósseos periodontais. VI. Factores que influenciam a resposta de cicatrização. J Clin Periodontol 12:707-715

356. Renvert S, Garrett S, Shallhorn RG, Egelberg J (1985b) Cicatrização após tratamento de defeitos intra-ósseos periodontais. III. Efeito do enxerto ósseo e do condicionamento com ácido cítrico. J Clin Periodontol 12:441-455

357. Ricci JL, Blumenthal NC, Spivak JM, Alexander H (1992) Avaliação de um material de implante com partículas de fosfato de cálcio a baixa temperatura: propriedades físico-químicas e resposta óssea in vivo. Int J Oral Maxillofac Surg 50:969-978

358. Richardson CR, Mellonig JT, Brunsvold MA, McDonnell HT,Cochran DL (1999) Avaliação clínica de Bio-Oss: um xenoenxerto derivado de bovinos para o tratamento de defeitos ósseos periodontais em humanos. J Clin Periodontol 26:421-428

359. Ridgway HK, Mellonig JT, Cochran DL (2008) Avaliação clínica e histológica humana do fator de crescimento derivado de plaquetas humano recombinante e do fosfato beta-tricálcico para o tratamento de defeitos intra-ósseos periodontais. Int J Periodontics Restorative Dent 28:171-179

360. Ripamonti U, Crooks J, Khoali L, Roden L (2009) A indução da formação óssea por construções de carbonato de cálcio/hidroxiapatite derivadas de coral. Biomateriais 30:1428-1439

361. Ritchie HH, Ritchie DG, Wang LH (1998) Seis décadas de investigação da dentinogénese. Perspectivas históricas e prospectivas sobre a fosforina e a sialoproteína da dentina. Eur J Oral Sci 106:211-220

362. Rosen PS, Reynolds MA (1999) Polymer-assisted regenerative therapy: case reports of 22 consecutive treated periodontal defects with ael combined surgical approach. J Periodontol 70:554-561

363. Rosen PS, Reynolds MA (2001) Regeneração óssea guiada para defeitos de deiscência e fenestração em implantes utilizando uma barreira de polímero absorvível. J Periodontol 72:250-256

364. Rosen PS, Reynolds MA (2002) Uma série de casos retrospectivos

comparando a utilização de aloenxerto ósseo liofilizado desmineralizado e aloenxerto ósseo liofilizado combinado com derivado de matriz de esmalte para o tratamento de lesões ósseas avançadas. J Periodontol 73:942-949

365. Rosenberg ES, Fox GK, Cohen C (2000) Bioactive glass granules for regeneration of human periodontal defects (Grânulos de vidro bioativo para regeneração de defeitos periodontais humanos). J Esthet Dent 12:248-257

366. Rummelhart JM, Mellonig JT, Gray JL, Towle HJ (1989) Uma comparação entre o aloenxerto ósseo liofilizado e o aloenxerto ósseo liofilizado desmineralizado em defeitos ósseos periodontais humanos. J Periodontol 60:655-663

367. Sabetrasekh R, Tiainen H, Lyngstadaas SP, Reseland J, Haugen H (2011) Uma nova cerâmica ultra-porosa de dióxido de titânio com excelente biocompatibilidade. J Biomater Appl 25(6):559-580

368. Saffar JL, Colombier ML, Detienville R (1990) Formação óssea em lesões periodontais intra-ósseas preenchidas com fosfato tricálcico. Observações histológicas em humanos. J Periodontol 61:209-216

369. Sakata J, Abe H, Ohazama A, Okubo K, Nagashima C, Suzuki M, Hasegawa K (2006) Efeitos do tratamento combinado com enxertos de osso inorgânico bovino poroso e membrana de olagénio suíno em camadas bilaterais em defeitos intra-ósseos refractários de uma parede. Int J Periodontics Restorative Dent 26:161-169

370. Sanders JJ, Sepe WW, Bowers GM, Koch RW, Williams JE, Lekas JS, Mellonig JT, Pelleu GB Jr, Gambill V (1983) Avaliação clínica de aloenxertos ósseos liofilizados em defeitos ósseos periodontais. Parte III. Aloenxertos ósseos liofilizados compostos com e sem enxertos ósseos autógenos. J Periodontol 54:1-8

371. Sapkos SW (1986) A utilização de perienxertos em defeitos periodontais. Achados histológicos. J Periodontol 57:7-13

372. Sarment DP, Cooke JW, Miller SE, Jin Q, McGuire MK, Kao RT, McClain PK, McAllister BS, Lynch SE, Giannobile WV (2006) Efeito do rhPDGF-BB na renovação óssea durante a reparação periodontal. J Clin Periodontol 33:135-140

373. Sato I, Akizuki T, Oda S, Tsuchioka H, Hayashi C, Takasaki AA, Mizutani K, Kawakatsu N, Kinoshita A, Ishikawa I, Izumi Y (2009) Avaliação histológica da ridgementation alveolar utilizando cimento ósseo de fosfato de cálcio injetável em cães. J Oral Rehabil 36:762-769

374. Scabbia A, Trombelli L (2004) Um estudo comparativo sobre a utilização de um biomaterial de HA/colagénio/sulfato de condroitina (Biostites) e um xenoenxerto de HA derivado de bovino (Bio-Osss) no tratamento de defeitos intra-ósseos profundos. J Clin Periodontol 31:348-355

375. Schallhorn RG, Hiatt WH (1972) Aloenxertos humanos de osso esponjoso do ilíaco em defeitos ósseos periodontais. II. Observações clínicas. J Periodontol 43:6781
376. Schepers E, de Clercq M, Ducheyne P, Kempeneers R (1991) Material de partículas de vidro bioativo como material de enchimento para lesões ósseas. J Oral Rehabil 18:439-452
377. Schepers EJ, Ducheyne P, Barbier L, Schepers S (1993) Partículas de vidro bioativo de tamanho reduzido: um novo material para a reparação de defeitos ósseos. Implant Dent 2:151-156
378. Schepers E, Barbier L, Ducheyne P (1998) Colocação de implantes melhorada por partículas de vidro bioativo de tamanho reduzido. Int J Oral Maxillofac Implants 13:655665
379. Scheyer ET, Velasquez-Plata D, Brunsvold MA, Lasho DJ, Mellonig JT (2001) Uma comparação clínica de um xenoenxerto derivado de bovino utilizado isoladamente e em combinação com um derivado da matriz de esmalte para o tratamento de defeitos ósseos periodontais em humanos. J Periodontol 73:423-432
380. Schlegel AK, Donath K (1998) Bio-OssR: um substituto ósseo reabsorvível? J Long Term Eff Med Implants 8:201-209
381. Schopper C, Moser D, Sabbas A, Lagogiannis G, Spassova E, Konig F, Donath K, Ewers R (2003) A fluorohidroxiapatite (FHA) FRIOS Algipore é um biomaterial adequado para a reconstrução de maxilares humanos gravemente atróficos. Clin Oral Implants Res 14:743-749
382. Schou S, Holmstrup P, Jorgensen T, Skovgaard LT, Stoltze K, Hjorting-Hansen E, Wenzel A (2003) Mineral ósseo anorgânico poroso derivado de bovino (BioOss) e membrana de ePTFE no tratamento da peri-implantite em macacos cynomolgus. Clin Oral Implants Res 14:535-547
383. Schrad SC, Tussing GJ (1986) Aloenxertos humanos de osso ilíaco e fileira em defeitos ósseos periodontais. J Periodontol 57:205-210
384. Schulz A, Hilgers RD, Niedermeier W (2000) O efeito da ferulização dos dentes em combinação com a cirurgia periodontal reconstrutiva em humanos. Clin Oral Investig 4(2): 98-105
385. Schwartz Z, Mellonig JT, Carnes DL Jr, de la Fontaine J,Cochran DL, Dean DD, Boyan BD (1996) Capacidade do aloenxerto ósseo comercial desmineralizado e liofilizado para induzir a formação de novo osso. J Periodontol 67:918-926
386. Schwartz Z, Somers A, Mellonig JT, Carnes DL Jr, Dean DD, Cochran DL, Boyan BD (1998a) A capacidade do aloenxerto ósseo comercial desmineralizado e liofilizado para induzir a formação de osso novo depende da idade do dador, mas não do género. J Periodontol 69:470-478

387. Schwartz Z, Somers A, Mellonig JT, Carnes DL Jr, Wozney JM, Dean DD, Cochran DL, Boyan BD (1998b) A adição de proteína morfogenética óssea recombinante humana-2 a aloenxerto ósseo comercial humano desmineralizado liofilizado inativo constitui um material de implante composto indutor de osso eficaz. J Periodontol 69:1337-1345
388. Schwarz F, Bieling K, Latz T, Nuesry E, Becker J (2006a) Cicatrização de defeitos intra-ósseos de peri-implantite após a aplicação de uma hidroxiapatite nanocristalina (Ostim) ou de um xenoenxerto derivado de bovino (Bio-Oss) em combinação com uma membrana de colagénio (Bio-Gide). Uma série de casos. J Clin Periodontol 33:491-499
389. Schwarz F, Stratul SI, Herten M, Beck B, Becker J, Sculean A (2006b) Efeito de uma suspensão oleosa de hidróxido de cálcio (Osteoinductal) na cicatrização de defeitos periodontais intra-ósseos. Um estudo piloto em cães. Clin Oral Investig 10:29-34
390. Schwarz F, Herten M, Ferrari D et al (2007) Regeneração óssea guiada em defeitos do tipo deiscência: utilizando hidroxiapatite bifásica + fosfato beta-tricálcico (Bone Ceramic) ou um mineral ósseo natural revestido de colagénio (BioOss Collagen): um estudo imunohistoquímico em cães. Int J Oral Maxillofac Surg 36:1198-1206
391. Schwarz F, Sculean A, Bieling K, Ferrari D, Rothamel D, Becker J (2008) Resultados clínicos de dois anos após o tratamento de lesões de peri-implantite utilizando uma hidroxiapatite nanocristalina ou um mineral ósseo natural em combinação com uma membrana de colagénio. J Clin Periodontol 35:80-87
392. Schwarz F, Sahm N, Bieling K, Becker J (2009) Tratamento regenerativo cirúrgico de lesões de peri-implantite utilizando uma hidroxiapatite nanocristalina ou um mineral ósseo natural em combinação com uma membrana de colagénio: um relatório de acompanhamento clínico de quatro anos. J Clin Periodontol 36:807-814
393. Sculean A, Barbe G, Chiantella GC, Arweiler NB, Berakdar M,Brecx M (2002a) Avaliação clínica de um derivado proteico da matriz do esmalte combinado com um vidro bioativo para o tratamento de defeitos periodontais intra-ósseos em humanos. J Periodontol 73:401-408
394. Sculean A, Chiantella GC, Windisch P, Gera I, Reich E (2002b) Avaliação clínica de um derivado proteico da matriz do esmalte (Emdogain) combinado com um xenoenxerto derivado de bovino (Bio-Oss) para o tratamento de defeitos periodontais intra-ósseos em humanos. Int J Periodontics Restorative Dent 22:259-267
395. Sculean A, Berakdar M, Chiantella GC, Donos N, Arweiler NB, Brecx M (2002) Cicatrização de defeitos intra-ósseos após tratamento com um xenoenxerto derivado de bovino e uma membrana de colagénio. Um estudo

clínico controlado. J Clin Periodontol 30:73-80
396. Sculean A, Stavropoulos A, Windisch P, Keglevich T, Karring T, Gera I (2004a) Cicatrização de defeitos intra-ósseos humanos após terapia periodontal regenerativa com um xenoenxerto derivado de bovino e regeneração tecidular guiada. Clin Oral Investig 8:70-74
397. Sculean A, Windisch P, Chiantella GC (2004b) Avaliação histológica humana de um defeito intraósseo tratado com derivado de matriz de esmalte, xenoenxerto e GTR. Int J Periodontics Restorative Dent 24:326-333
398. Sculean A, Chiantella GC, Windisch P, Arweiler NB, Brecx M, Gera I (2005a) Cicatrização de defeitos intra-ósseos após tratamento com um xenoenxerto composto derivado de bovino (Bio-Oss Collagen) em combinação com uma membrana de colagénio (Bio-Gide PERIO). J Clin Periodontol 32:720-724
399. Sculean A, Pietruska M, Schwarz F, Willershausen B, Arweiler NB, Auschill TM (2005b) Cicatrização de defeitos intra-ósseos humanos após terapia periodontal regenerativa com um derivado proteico da matriz do esmalte isolado ou combinado com um vidro bioativo. Um estudo clínico controlado. J Clin Periodontol 32:111-117
400. Sculean A, Windisch P, Keglevich T, Gera I (2005c) Avaliação clínica e histológica de um derivado proteico da matriz do esmalte combinado com um vidro bioativo para o tratamento de defeitos periodontais intra-ósseos em humanos. Int J Periodontics Restorative Dent 25:139-147
401. Sculean A, Pietruska M, Arweiler NB, Auschill TM, Nemcovsky C (2007a) Four-year results of a prospective-controlled clinical study evaluating healing of intrabony defects following treatment with an enamel matrix protein derivative alone or combined with a bioactive glass. J Clin Periodontol 34:507-513
402. Sculean A, Schwarz F, Chiantella GC, Donos N, Arweiler NB, Brecx M, Becker J (2007b) Five-year results of a prospective, randomized, controlled study evaluating treatment of intra-bony defects with a natural bone mineral and GTR. J Clin Periodontol 34:72-77
403. Sculean A, Windisch P, Szendroi-Kiss D, Horvath A, Rosta P,Becker J, Gera I, Schwarz F (2008) Avaliação clínica e histológica de um derivado da matriz de esmalte combinado com um fosfato de cálcio bifásico para o tratamento de defeitos periodontais intra-ósseos humanos. J Periodontol 79:1991-1999
404. Sepe WW, Bowers GM, Lawrence JJ, Friedlaender GE, Koch RW (1978) Avaliação clínica de aloenxertos ósseos liofilizados em defeitos ósseos periodontais - parte II. J Periodontol 49:9-14
405. Serre CM, Papillard M, Chavassieux P, Boivin G (1993) Indução in vitro de uma matriz calcificante por biomateriais constituídos por colagénio e/ou hidroxiapatite: uma comparação ultra-estrutural de três tipos de biomateriais.

Biomateriais 14:97-106
406. Setya AB, Bissada NF (1999) Avaliação clínica da utilização do sulfato de cálcio na cirurgia periodontal regenerativa para o tratamento do envolvimento da furca de Classe III. Periodontal Clin Investig 21:5-14
407. Shaffer CD, App GR (1971) A utilização de gesso de Paris no tratamento de defeitos periodontais infra-ósseos em humanos. J Periodontol 42:685-690
408. Shahmiri S, Singh IJ, Stahl SS (1992) Resposta clínica à utilização do implante de polímero HTR em lesões intra-ósseas humanas. Int J Periodontics Restorative Dent 12:295-299
409. Shapoff CA, Alexander DC, Clark AE (1997) Utilização clínica de uma partícula de vidro bioativo no tratamento de defeitos ósseos humanos. Compend Contin Educ Dent 18:352-358
410. Shi K, Hayashida K, Hashimoto J, Sugamoto K, Kawai H,Yoshikawa H (2006) Hydroxyapatite augmentation for bone atrophy in total ankle replacement in rheumatoid arthritis. J Foot Ankle Surg 45(5):316-321
411. Shi H, Ma J, Zhao N, Chen Y, Liao Y (2008) Regeneração periodontal em deiscência óssea alveolar induzida experimentalmente por uma cerâmica de fosfato de cálcio bifásico poroso melhorada em cães beagle. J Mater Sci Mater Med 19:3515-3524
412. Shirakata Y, Oda S, Kinoshita A, Kikuchi S, Tsuchioka H, Ishikawa I (2002) Cicatrização histocompatível de defeitos periodontais após a aplicação de um cimento ósseo de fosfato de cálcio injetável. Um estudo preliminar em cães. J Periodontol 73:10431053
413. Shirakata Y, Yoshimoto T, Goto H, Yonamine Y, Kadomatsu H,Miyamoto M, Nakamura T et al (2007) Cicatrização periodontal favorável de defeitos infra-ósseos de 1 parede após aplicação de cimento de fosfato de cálcio isolado ou em combinação com derivado de matriz de esmalte: um estudo piloto com mandíbulas de caninos. J Periodontol 78:889898
414. Shirakata Y, Setoguchi T, Machigashira M, Matsuyama T, Furuichi Y, Hasegawa K, Yoshimoto T, Izumi Y (2008)Comparação entre o enxerto de cimento ósseo de fosfato de cálcio injetável e o desbridamento com retalho aberto em defeitos intra-ósseos periodontais: um ensaio clínico aleatório. J Periodontol 79:25-32
415. Shirakata Y, Taniyama K, Yoshimoto T, Miyamoto M, Takeuchi N, Matsuyama T, Noguchi K (2010) Efeito regenerativo do fator de crescimento de fibroblastos básicos na cicatrização periodontal em defeitos intra-ósseos de duas paredes em cães. J Clin Periodontol 37(4): 374-381
416. Sibilla P, Sereni A, Aguiari G, Banzi M, Manzati E, Mischiati C, Trombelli L, del Senno L (2006) Efeitos de um biomaterial à base de hidroxiapatite na expressão de genes em células semelhantes a osteoblastos. J Dent Res 85:354-

358
417. Simonpietri-C JJ, Novaes AB Jr, Batista EL Jr, Filho EJ (2000) Regeneração tecidual guiada associada a osso anorgânico de origem bovina em defeitos de furca classe II mandibular. Resultados de 6 meses na reentrada. J Periodontol 71:904-911
418. Skoglund A, Hising P, Young CA (1997) Exame clínico e histológico da resposta óssea ao mineral ósseo natural implantado. Int J Oral Maxillofac Implants 12:194-199
419. Smith IO, Baumann MJ, McCabe LR (2004) Electrostatic interactions as a predictor for osteoblast attachment to biomaterials. J Biomed Mater Res A 70:436441
420. Snyder AJ, Levin MP, Cutright DE (1984) Implantes aloplásticos de cerâmica de fosfato tricálcico em defeitos ósseos periodontais humanos. J Periodontol 55:273-277
421. Sogal A, Tofe AJ (1999) Risk assessment of bovine spongiform encephalopathy transmission through bone graft material derived from bovine bone used for dental applications. J Periodontol 70:1053-1063
422. Sorensen RG, Wikesjo UM, Kinoshita A, Wozney JM (2004) Reparação periodontal em cães: avaliação de um cimento de fosfato de cálcio bioreabsorvível (Ceredex) como transportador de rhBMP-2. J Clin Periodontol 31:796-804
423. Sottosanti JS (1993) Extracções estéticas com sulfato de cálcio e os princípios da regeneração tecidular guiada. Pract Periodontics Aesthet Dent 5:61- 69
424. Sottosanti JS (1995) Regeneração óssea auxiliada por sulfato de cálcio: relato de um caso. Periodontal Clin Investig 17:10-15
425. Stahl SS, Froum S (1986) Avaliação histológica das respostas de cicatrização intra-óssea humana à colocação de implantes de cerâmica de fosfato tricálcico. I. Três a oito meses. J Periodontol 57:211-217
426. Stahl SS, Froum SJ (1987) Respostas histológicas e clínicas a implantes de hidroxilapatite porosa em defeitos periodontais humanos. Três a doze meses após a implantação. J Periodontol 58:689-695
427. Stahl SS, Froum SJ, Tarnow D (1990) Respostas clínicas e histológicas humanas à colocação de partículas de polímero HTR em 11 lesões intra-ósseas. J Periodontol 61:269-274
428. Stanley HR, Hall MB, Colaizzi F, Clark AE (1987) Manutenção do rebordo alveolar residual com um novo material de implante endósseo. J Prosthet Dent 58:607-613
429. Stanley HR, Clark AE, Pameijer CH, Louw NP (2001) Capeamento pulpar com uma fórmula de biovidro modificada (#A68-modificada). Am J Dent 14:227-232

430. Stavropoulos A, Karring T (2005) Resultados de cinco anos de regeneração tecidular guiada em combinação com osso bovino desproteinizado (Bio-Oss) no tratamento de defeitos periodontais intra-ósseos: relatório de uma série de casos. Clin Oral Investig 9:271-277
431. Stavropoulos A, Kostopoulos L, Nyengaard JR, Karring T (2003) O osso bovino desproteinizado (Bio-OssR) e o vidro bioativo (BiogranR) travam a formação óssea quando utilizados como adjuvantes da regeneração tecidular guiada (RTG). J Clin Periodontol 30:636-643
432. Stavropoulos A, Sculean A, Karring T (2004) Tratamento GTR de defeitos intra-ósseos com membranas bioreabsorvíveis de copolímero PLA/PGA ou colagénio em combinação com osso bovino desproteinizado (Bio-Oss). Clin Oral Investig 8:226-232
433. Stavropoulos A, Geenen C, Nyengaard JR, Karring T, Sculean A (2007) Suspensão oleosa de hidróxido de cálcio (Osteoinductal) utilizada como adjuvante da regeneração óssea guiada: um estudo experimental em ratos. Clin Oral Implants Res 18:761-767
434. Stavropoulos A, Windisch P, Szendroi-Kiss D, Peter R, Gera I, Sculean A (2010) Avaliação clínica e histológica do fosfato beta-tricálcico granular para o tratamento de defeitos periodontais intra-ósseos humanos: um relatório de cinco casos. J Periodontol 81(2):325-334
435. Stein JM, Fickl S, Yekta SS, Hoischen U, Ocklenburg C, Smeets R (2009) Avaliação clínica de um material de enxerto de compósito de cálcio bifásico no tratamento de defeitos intra-ósseos periodontais humanos: um ensaio clínico controlado aleatório de 12 meses. J Periodontol 80:1774-1782
436. Stoor P, Soderling E, Salonen JI (1998) Efeitos antibacterianos de uma pasta de vidro bioativo em microrganismos orais. Ata Odontol Scand 56:161-165
437. Stratul SI (2003) Hidróxido de cálcio oleoso mais a-TCP no tratamento de defeitos intra-ósseos. J Clin Periodontol 30:71
438. Stratul SI, Sculean A (2004) Suspensão oleosa de hidróxido de cálcio e a-TCP no tratamento de defeitos intra-ósseos. Int Poster J Dent Oral Med 6:Poster 235
439. Stratul SI, Schwarz F, Becker J, Willershausen B, Sculean A (2006) Cicatrização de defeitos intra-ósseos após tratamento com uma suspensão oleosa de hidróxido de cálcio (Osteoinductal). Um estudo clínico controlado. Clin Oral Investig 10:55-60
440. Strub JR, Gaberthuel TW, Firestone AR (1979) Comparação de implantes de fosfato tricálcico e de osso alogénico congelado no homem. J Periodontol 50:624-629
441. Sugawara A, Fujikawa K, Takagi S, Chow LC (2008) Análise histológica de enxertos ósseos de fosfato de cálcio para defeitos ósseos periodontais criados cirurgicamente em cães. Dent Mater J 27:787-794

442. Sukumar S, Drizhal I (2008) Enxertos ósseos na terapia periodontal. Ata Médica (Hradec Kralove) 51:203-207
444. Sun W, Chu C, Wang J, Zhao H (2007) Comparação das respostas das células do ligamento periodontal à hidroxiapatite densa e nanofásica. J Mater Sci Mater Med 18:677-683
445. Tadic D, Epple M (2004) Uma caraterização físico-química exaustiva de 14 materiais de substituição óssea à base de fosfato de cálcio em comparação com o osso natural. Biomateriais 25:987-994
446. Tadjoedin ES, de Lange GL, Bronckers AL, Lyaruu DM, Burger EH (2003) Osso esponjoso bovino desproteinizado (Bio-Oss) como substituto ósseo para a elevação do pavimento sinusal. Um estudo retrospetivo e histomorfométrico de cinco casos. J Clin Periodontol 30:261-270
447. Tamimi F, Torres J, Bettini R, Ruggera F, Rueda C, Lopez-Ponce M, Lopez-Cabarcos E (2008) Doxycycline sustained release from brushite cements for the treatment of periodontal diseases. J Biomed Mater Res A 85:707-714
448. Taschieri S, Del Fabbro M, Testori T, Weinstein R (2007) Eficácia do enxerto ósseo xenogénico com regeneração tecidular guiada no tratamento de defeitos ósseos após endodontia cirúrgica. J Oral Maxillofac Surg 65:1121-1127
449. TenHuisen KS, Brown PW (1998) Formação de hidroxiapatite deficiente em cálcio a partir de fosfato alfa tricálcico. Biomateriais 19:2209-2217
450. Tezulas E, Dilek OC, Topcuoglu N, Kulekci G (2009) Descontaminação de enxertos ósseos autógenos recolhidos durante a preparação do local do implante dentário: um estudo piloto . Oral Surg Oral Med Oral Pathol Oral Radiol Endod 107(5):656-660
451. Thorwarth M, Schultze-Mosgau S, Kessler P, Wiltfang J,Schlegel KA (2005) Regeneração óssea em defeitos ósseos utilizando uma hidroxiapatite nanoparticular reabsorvível. J Oral Maxillofac Surg 63:1626-1633
452. Thorwarth M, Schlegel KA, Wehhan F, Srour S, Schultze-Mosgau S (2006) Aceleração da formação óssea de novo após aplicação de osso autógeno a material bovino anorgânico particulado in vivo. Oral Surg Oral Med Oral Pathol Oral Radiol Endod 101:309-316
453. Throndson RR, Sexton SB (2002) Enxerto em locais de extração de terceiros molares inferiores: uma comparação entre vidro bioativo e um local não enxertado. Oral Surg Oral Med Oral Pathol Oral Radiol Endod 94:413-419
454. Tonetti MS, Pini Prato G, Cortellini P (1995) Efeito do consumo de cigarros na cicatrização periodontal após RFA em defeitos infra-ósseos: um estudo retrospetivo preliminar. J Clin Periodontol 22:229-234
455. Tonetti M, Pini-Prato G, Cortellini P (1996) Factores que afectam a resposta de cicatrização de defeitos intra-ósseos após regeneração tecidular guiada e cirurgia de retalho de acesso. J Clin Periodontol 23:548-556

456. Tonetti M, Cortellini P, Suvan J et al (1998) Generalização dos benefícios adicionais da regeneração tecidular guiada no tratamento de defeitos intra-ósseos profundos. Avaliação num ensaio clínico controlado e aleatório multicêntrico. J Periodontol 69:1183-1192

457. Tonetti MS, Cortellini P, Lang NP, Suvan JE, Adriaens P, Dubravec D, Fonzar A, Fourmousis I, Rasperini G, Rossi R, Silvestri M, Topoll H, Wallkamm B, Zybutz M (2004) Resultados clínicos após o tratamento de defeitos intra-ósseos humanos com GTR/material de substituição óssea ou retalho de acesso isolado. Um ensaio clínico multicêntrico, aleatório e controlado. J Clin Periodontol 31:770-776

458. Trejo PM, Weltman R, Caffesse R (2000) Tratamento de defeitos intra-ósseos com barreiras bioabsorvíveis isoladas ou em combinação com aloenxerto ósseo liofilizado descalcificado: um ensaio clínico aleatório. J Periodontol 71:1852-1861

459. Trombelli L, Heitz-Mayfield LJ, Needleman I, Moles D, Scabbia A (2002) Uma revisão sistemática de materiais de enxerto e agentes biológicos para defeitos intra-ósseos periodontais. J Clin Periodontol 29:117-135

460. Trombelli L (2005) Que procedimentos reconstrutivos são eficazes para tratar o defeito intraósseo periodontal? Periodontol 2000 37:88-105

461. Trombelli L, Annunziata M, Belardo S, Farina R, Scabbia A,Guida L (2006) Enxerto ósseo autógeno em conjunto com derivado de matriz de esmalte no tratamento de defeitos intra-ósseos periodontais profundos: um relatório de 13 pacientes tratados consecutivamente. J Clin Periodontol 33:69-75

462. Trombelli L, Farina R, Franceschetti G, Calura G (2009) Abordagem de retalho único com acesso bucal em procedimentos de reconstrução periodontal. J Periodontol 80:353360

463. Trombelli L, Simonelli A, Pramstraller M, Wikesjo UM, Farina R (2010) Abordagem de retalho único com e sem regeneração tecidular guiada e um biomaterial de hidroxiapatite no tratamento de defeitos periodontais intra-ósseos. J Periodontol 81:1256-1263

464. Turner TM, Urban RM, Hall DJ, Andersson GB (2007) Crescimento ósseo através de granulado de titânio poroso em torno de uma haste femoral: avaliação histológica num modelo de hemiartroplastia canina de seis meses. Ups J Med Sci 112:191-197

465. Valentini P, Abensur D (1997) Elevação do pavimento do seio maxilar para colocação de implantes com osso desmineralizado liofilizado e osso bovino (Bio-Oss): um estudo clínico de 20 pacientes. Int J Periodontics Restorative Dent 17:232-241

466. Valentini P, Abensur DJ (2003) Enxerto do seio maxilar com osso bovino anorgânico: um relatório clínico de resultados a longo prazo. Int J Oral

Maxillofac Implants 18:556-560
467.Valentini P, Abensur D, Densari D, Graziani JN, Hammerle C (1998) Avaliação histológica do Bio-Oss num procedimento de elevação e implantação do pavimento sinusal em duas fases. Relato de um caso humano. Clin Oral Implants Res 9:59-64
468.Valentini P, Abensur D, Wenz B, Peetz M, Schenk R (2000) Enxerto sinusal com mineral ósseo poroso (Bio-Oss) para colocação de implantes: um estudo de 5 anos em 15 pacientes. Int J Periodontics Restorative Dent 20:245-253
469.Velasquez-Plata D, Scheyer ET, Mellonig JT (2002) Comparação clínica de um derivado da matriz de esmalte utilizado isoladamente ou em combinação com um xenoenxerto derivado de bovino para o tratamento de defeitos ósseos periodontais em humanos. J Periodontol 73:433-440
470.Venezia E, Goldstein M, Boyan BD, Schwartz Z (2004) A utilização de derivados da matriz do esmalte no tratamento de defeitos periodontais: uma revisão da literatura e meta-análise. Crit Rev Oral Biol Med 15:382-402
471.Villaca JH, Novaes AB Jr, Souza SL, Taba M Jr, Molina GO, Carvalho TL (2005) Eficácia do vidro bioativo na cicatrização periodontal de defeitos intra-ósseos em macacos. Braz Dent J 16(1):67-74
472.von Arx T, Cochran DL, Hermann JS, Schenk RK, Buser D(2001) Ridgementation lateral utilizando diferentes cargas ósseas e aplicação de membrana de barreira. Um estudo piloto histológico e histomorfométrico na mandíbula canina. Clin Oral Implants Res 12:260-269
473.Vouros I, Aristodimou E, Konstantinidis A (2004) Regeneração tecidular guiada em defeitos periodontais intra-ósseos após tratamento com duas membranas bioabsorvíveis em combinação com enxerto mineral ósseo bovino. Um estudo clínico e radiográfico. J Clin Periodontol 31:908-917
474.Vrouwenvelder WCA, Groot CG, Groot K (1993) Avaliação histológica e bioquímica de osteoblastos cultivados em vidro bioativo, hidroxilapatite, liga de titânio e aço inoxidável. J Biomed Mater Res 27:465-475
475.Wada T, Wu CH, Sugita H, Sugita N, Katagiri S, Shimizu M, Hara K (1989) Autogenous, allogenic, and beta-TCP grafts: comparative effectiveness in experimental bone furcation defects in dogs. J Oral Implantol 15:231-236
476.Wagner JR (1989) Estudo de caso clínico e histológico utilizando hidroxilapatite reabsorvível para a reparação de defeitos ósseos antes da cirurgia de implantes endósseos. J Oral Implantol 15: 186-192
477.Wallace SS, Froum SJ (2003) Efeito da sinusmentação maxilar na sobrevivência de implantes dentários endósseos. Uma revisão sistemática. Ann Periodontol 8:328343
478.Wang HL, Kimble K, Eber R (2002) Utilização de enxertos ósseos para o melhoramento de um procedimento de recobrimento radicular baseado em

GTR: um estudo de caso piloto. Int J Periodontics Restorative Dent 22: 119-127

479. Wang L, Shi H, Chen Y, Xue J, Chen Y, Liao Y (2010) Cicatrização de deiscência óssea alveolar aguda após tratamento com fosfato de cálcio bifásico poroso em cães beagle. Clin Oral Investig [Epub ahead of print]
480. Wenz B, Oesch B, Horst M (2001) Análise do risco de transmissão da encefalopatia espongiforme bovina através de enxertos ósseos derivados de osso de bovino. Biomaterials 22: 1599-1606
481. Wikesjo UM, Sorensen RG, Kinoshita A, Wozney JM (2002) RhBMP-2/alphaBSM induz uma ridgementação alveolar vertical significativa e a osseointegração de implantes dentários. Clin Implant Dent Relat Res 4:174-182
482. Wikesjo UM, Lim WH, Razi SS, Sigurdsson TJ, Lee MB,Tatakis DN, Hardwick WR (2003) Reparação periodontal em cães: um implante de coral de carbonato de cálcio bioabsorvível melhora o espaço disponível para a regeneração do osso alveolar em conjunto com a regeneração tecidular guiada. J Periodontol 74:957-964
483. Wildemann B, Kadow-Romacker A, Pruss A, Haas NP, Schmidmaier G (2007) Quantificação de factores de crescimento em enxertos ósseos alogénicos extraídos com três métodos diferentes. Banco de Tecidos Celulares 8:107-114
484. Wilson J, Low SB (1992) Cerâmicas bioactivas para tratamento periodontal: estudos comparativos no macaco Patus. J Appl Biomater 3:123-129
485. Wilson TG, Glover ME, Schoen J, Baust C, Jacobs T (1984) Cumprimento da terapia de manutenção numa clínica periodontal privada. J Periodontol 55:468-473
486. Wilson J, Clark AE, Hall M, Hench LL (1993a) Resposta dos tecidos a implantes de manutenção do rebordo endósseo em bioglass. J Oral Implantol 19:295-302
487. Wilson TG, Hale S, Temple R (1993b) Os resultados dos esforços para melhorar a adesão ao tratamento periodontal de apoio num consultório privado. J Periodontol 64:311-314
488. Winn SR, Hollinger JO (2000) Um sistema de cultura de células osteogénicas para avaliar a citocompatibilidade do Osteoset, um material de enchimento de vazios ósseos de sulfato de cálcio. Biomateriais 21:2413-2425
489. Wohlfahrt JC, Aass AM, Ronold HJ, Karlsson S, Ellingsen JE,Saxegaard E, Lyngstadaas SP (2010a) Grânulos de titânio poroso no tratamento cirúrgico de defeitos ósseos periimplantares - um ensaio clínico aleatório. Apresentado na 19ª Reunião Científica Anual da Associação Europeia de Osteointegração, 6-9 de outubro de 2010, Glasgow, Reino Unido. Clin Oral Implants Res 21:1014
490. Wohlfahrt JC, Monjo M, Ronold HJ, Aass AM, Ellingsen JE, Lyngstadaas SP

(2010b) Os grânulos de titânio poroso promovem a cicatrização e o crescimento ósseo em defeitos ósseos peri-implantares da tíbia de coelhos. Clin Oral Implants Res 21:165-173

491. Wohlfahrt JC, Ronold HJ, Aass AM, Heijl L, Lyngstadaas SP(2010c) Porous titanium granules in furcation defects - an animal experimental study. Apresentado na 88ª Sessão Geral da Associação Internacional de Investigação Dentária, 14-17 de julho de 2010, Barcelona, Espanha. J Dent Res 89(Spec Iss B):3862

492. Wong MY, Hong CY, Chang WK (1989) Comparação dos efeitos histológicos de diferentes implantes biocerâmicos em defeitos periodontais criados cirurgicamente em macacos. Taiwan Yi Xue Hui Za Zhi 88:152-158

493. Xu HH, Quinn JB, Takagi S, Chow LC (2002) Processamento e propriedades do cimento de fosfato de cálcio forte e não rígido. J Dent Res 81:219-224

494. Xu HH, Takagi S, Sun L, Hussain L, Chow LC, Guthrie WF, Yen JH (2006) Desenvolvimento de um cimento de fosfato de cálcio não-rígido e durável para utilização na reparação óssea periodontal. J Am Dent Assoc 137:1131-1138

495. Xu HH, Carey LE, Simon CG Jr, Takagi S, Chow LC (2007) Cimentos de fosfato de cálcio pré-misturados: síntese, propriedades físicas e citotoxicidade celular. Dent Mater 23:433-441

496. Xynos ID, Edgar AJ, Buttery LD, Hench LL, Polak JM (2000a) Os produtos iónicos da dissolução de vidro bioativo aumentam a proliferação de osteoblastos humanos e induzem a expressão do ARNm do fator de crescimento II semelhante à insulina e a síntese de proteínas. Biochem Biophys Res Commun 276:461-565

497. Xynos ID, Hukkanen MV, Batten JJ, Buttery LD, Hench LL, Polak JM (2000b) Bioglass 45 S5 estimula a renovação dos osteoblastos e melhora a formação óssea in vitro: implicações e aplicações para a engenharia de tecidos ósseos. Calcif Tissue Int 67:321-329

498. Yagihashi K, Miyazawa K, Togari K, Goto S (2009) A matriz de dentina desmineralizada actua como um suporte para a reparação de defeitos da cartilagem articular. Calcif Tissue Int 84:210-220

499. Yamada M, Minamikawa H, Ueno T, Sakurai K, Ogawa T (2010) N-acetyl cysteine improves affinity of beta-tricalcium phosphate granules for cultured osteoblast-like cells. J Biomater Appl; (Epub ahead of print).

500. Yassibag-Berkman Z, Tuncer O, Subasioglu T, Kantarci A (2007) Utilização combinada de plasma rico em plaquetas e enxerto ósseo com ou sem regeneração tecidular guiada no tratamento de defeitos interproximais anteriores. J Periodontol 78:801809

501. Yilmaz S, Cakar G, Yildirim B, Sculean A (2010) Cicatrização de defeitos periodontais intra-ósseos de duas e três paredes após tratamento com um

derivado de matriz de esmalte combinado com osso autógeno. J Clin Periodontol 37:544-550

502. Yli-Urpo H, Narhi T, Soderling E (2003) Efeitos antimicrobianos de cimentos de ionómero de vidro contendo vidro bioativo (S53P4) em microrganismos orais in vitro. Ata Odontol Scand 61:241-246

503. Ymane S, Higuchi Y, Abe N, Fujii K, Okamura K, Nosaka T, Funabashi K, Ueno T (1998) Aplicação de pontas de raízes de denta como material de substituição óssea. Nihon Koukuugeka Implant 11:16-22

504. Yu D, Wong J, Matsuda Y, Fox JL, Higuchi WI, Otsuka M (1992) Self-setting hydroxyapatite cement: a novel skeletal drugdelivery system for antibiotics. J Pharm Sci 81:529-531

505. Yuan H, Kurashina K, de Bruijn JD, Li Y, de Groot K, Zhang X(1999) Um estudo preliminar sobre a osteoindução de dois tipos de cerâmica de fosfato de cálcio. Biomateriais 20:1799-1806

506. Yuan H, Li Y, de Bruijin JD, de Groot K, Zhang X (2000) Respostas tecidulares do cimento de fosfato de cálcio: um estudo em cães. Biomateriais 21:1283-1290

507. Yuan H, De Groot K (2004) Biomateriais de fosfato de cálcio: uma visão geral. In: Reis RL, Weiner S (eds) Learning from nature how to design new implantable biomaterials. Kluwer Academic Publishers, Dordrecht, pp 37-57

508. Yukna RA (1990) Enxertos de polímero HTR em defeitos ósseos periodontais humanos. I. Resultados clínicos de 6 meses. J Periodontol 61:633-642

509. Yukna RA (1994a) Avaliação clínica do carbonato de cálcio coralino como material de enxerto de substituição óssea em defeitos ósseos periodontais humanos. J Periodontol 65:177-185

510. Yukna RA (1994b) Avaliação clínica de enxertos de substituição óssea de polímero HTR em furcações de molares de classe II da mandíbula humana.J Periodontol 65:342-349

511. Yukna RA, Greer RO Jr (1992) Resposta do tecido gengival humano ao polímero HTR. J Biomed Mater Res 26:517-527

512. Yukna RA, Vastardis S (2005) Avaliação comparativa de aloenxertos ósseos liofilizados descalcificados e não descalcificados em macacos rhesus. I. Achados histológicos. J Periodontol 76:57-65

513. Yukna RA, Yukna CN (1997) Avaliação clínica de seis anos de enxertos ósseos sintéticos HTR em furcações molares humanas de grau II.J Periodontal Res 32:627-633

514. Yukna RA, Callan DP, Krauser JT, Evans GH, Aichelmann-Reidy ME, Moore K, Cruz R, Scott JB (1998) Avaliação clínica multicêntrica da combinação de matriz de hidroxiapatite anorgânica derivada de bovino (ABM) e péptido de ligação celular (P-15) como material de enxerto de substituição óssea em

defeitos ósseos periodontais humanos: Resultados de 6 meses. J Periodontol 69:655-663

515. Yukna RA, Evans GH, Aichelmann-Reidy MB, Mayer ET (2001) Comparação clínica do material de enxerto de substituição óssea de vidro bioativo e da membrana de barreira de politetrafluoroetileno expandido no tratamento de furcações de classe II de molares mandibulares humanos. J Periodontol 72:125-133

516. Yukna R, Salinas TJ, Carr RF (2002a) Regeneração periodontal após a utilização de ABM/P-15: relato de um caso. Int J Periodontics Restorative Dent 22:146-155

517. Yukna RA, Krauser JT, Callan DP, Evans GH, Cruz R, Martin M (2002b) Thirty-six month follow-up of 25 patients treated with combination anorganic bovine-derived hydroxyapatite matrix (ABM)/cell-binding peptide (P-15) bone replacement grafts in human infrabony defects. I. Achados clínicos. J Periodontol 73:123-128

518. Zafiropoulos GG, Hoffmann O, Kasaj A, Willershausen B, Weiss O, Van Dyke TE (2007) Treatment of intrabony defects using guided tissue regeneration and autogenous spongiosa alone or combined with hydroxyapatite/beta-tricalcium phosphate bone substitute or bovine-derived xenograft. J Periodontol 78:2216-2225

519. Zamet JS, Darbar UR, Griffiths GS, Bulman JS, Bragger U, Burgin W, Newman HN (1997) Particulate bioglass as a grafting material in the treatment of periodontal intrabony defects. J Clin Periodontol 24:410-418

520. Zehnder M, Soderling E, Salonen J, Waltimo T (2004) Avaliação preliminar do vidro bioativo S53P4 como medicação endodôntica in vitro. J Endod 30:220-224

521. Zitzmann NU, Naef R, Scharer P (1997) Membranas reabsorvíveis versus não reabsorvíveis em combinação com Bio-Oss para regeneração óssea guiada. Int J Oral Maxillofac Implants 12:844-852

522. Zitzmann NU, Scharer P, Marinello CP, Schupbach P, Berglundh T (2001) Alveolar ridgementation with Bio-Oss: a histologic study in humans. Int J Periodontics Restorative Dent 21:288-295

523. Zucchelli G, Amore C, Montebugnoli L, De Sanctis M (2003) Proteínas da matriz do esmalte e mineral ósseo poroso bovino no tratamento de defeitos intra-ósseos: um ensaio clínico controlado comparativo. J Periodontol 74:1725-1735

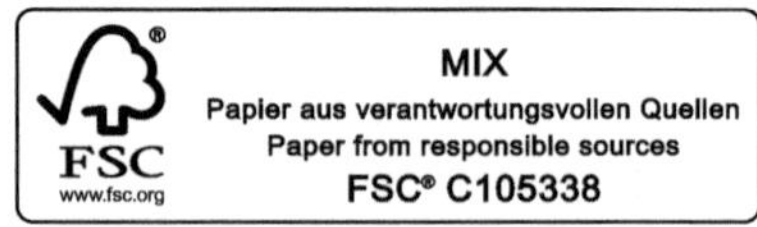

Printed by Books on Demand GmbH, Norderstedt / Germany